Die Wüstenapotheke

Daniel Oliver Bachmann

Die Wüstenapotheke

Dr. Kuvare und die
Geheimnisse der Buschmänner

Droemer

Besuchen Sie uns im Internet:
www.droemer.de

Die Folie des Schutzumschlags sowie die Einschweißfolie sind
PE-Folien und biologisch abbaubar.
Dieses Buch wurde auf chlor- und säurefreiem Papier gedruckt.

Umschlagabbildung: Vordergrund: Andrea Briese
Hintergrund: Mauritius Images
Umschlaggestaltung: ZERO Werbeagentur, München
Bildteil: Fotos 1–8 und 14 von Rolf Jost,
alle anderen von Daniel Oliver Bachmann
Satz: Adobe InDesign im Verlag
Druck und Bindung: GGP Media GmbH, Pößneck
Printed in Germany
ISBN 978-3-426-27416-3

2 4 5 3 1

Inhalt

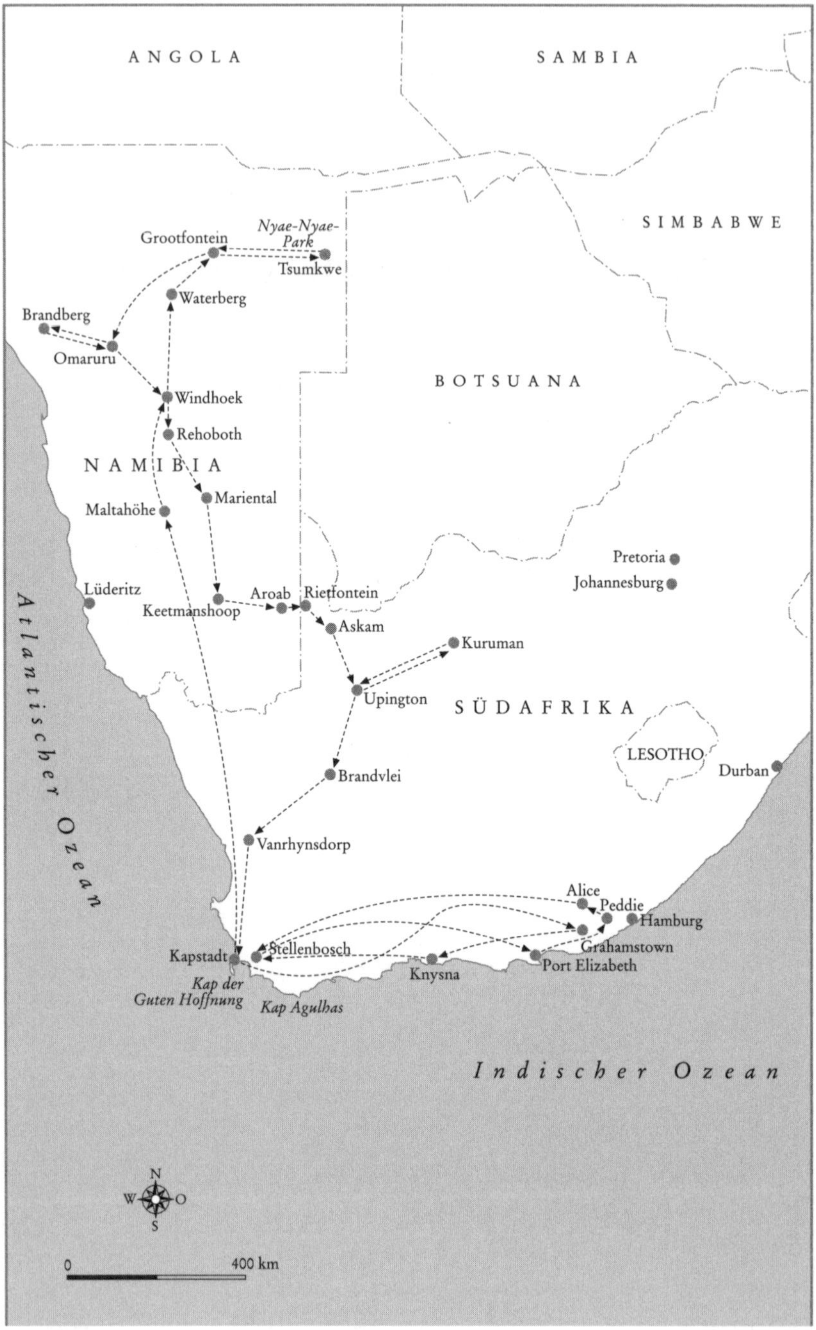

»Die Wüstenapotheke«: 8000 Kilometer kreuz und quer durch die Namib und die Kalahari. Dazu ein Abstecher nach KwaZulu-Natal, das Stammland der Xhosa.

1

Von München nach Windhuk

Wir treffen Menschen, die davon träumen, einen Heißluftballon durch Afrika zu steuern.

Es ist schwer zu sagen, wann eine Reise beginnt: Bei der ersten Idee, die so plötzlich erscheint wie eine Sternschnuppe am Nachthimmel? Beim Studieren von Büchern und Filmen, die einen immer mehr für ferne Länder begeistern? Beim Recherchieren, Planen und Organisieren? Beim Packen, mit dem gewissen Kribbeln im Bauch? Beim Abschiednehmen von Frau, Freundin, Verwandten und der Dose mit Keksen mit der Aufschrift: »Entnahme nur an Sonn- und Feiertagen sowie vor Reisen länger als zwei Monate«? Oder wenn man endlich am Ziel ist, in jener Ecke der Welt, wo man schon vor der Geburt hinwollte? Ich bin viel gereist und weiß es trotzdem nicht. Ich weiß nur, wann die Tour enden kann, noch bevor sie beginnt. Das ist am Zoll – dem Ort, an dem vier Buchstaben Angst und Schrecken verbreiten. An dem es gilt, kiloweise Papier auszufüllen, sich durch endlose Formulare zu kämpfen, geschrieben in einem Beamtendeutsch, das kein Mensch kapiert, um am Ende von einem Mann mit schütterem Haar gesagt zu kriegen: »Tut mir leid. Sie haben das grüne Formblatt zum Antrag einer Exportgenehmigung zum Zwecke der Ausführung elektronischer Geräte auf Seite 53c, Spalte 5, Zeile 13 unkorrekt ausgefüllt. Jetzt müssen Sie alles noch mal machen.«

»Wie alles? Machen Sie Witze?«

»Sehe ich aus wie Hape Kerkeling? Bin ich lustig? Sie wollen wohl hierbleiben!«

Da stand sie auf der Kippe, meine Reise nach Afrika – in einem hässlichen Büro beim Zoll am Münchner Flughafen. Nicht, weil ich Seite 53c, Spalte 5, Zeile 13 zum vierten Mal falsch ausgefüllt hatte, sondern weil der Zollbeamte kein Verständnis dafür aufbringen konnte, weshalb bei mir ein halbes Dutzend dicker Gaskartuschen, die aussahen wie Bomben, mit ins Gepäck gehörten.

»Für was sollen die sein?«, fragte er zum x-ten Mal.

»Für den Ballon«, antwortete ich zum x-ten und ersten Mal. »Ohne Gas fährt der nicht.«

»Er fährt nicht?«

»Genau. Flugzeuge fliegen. Ballone fahren. Und dazu brauchen sie Gas. Doch nicht irgendeines. Sondern ein Gemisch aus Butan und Propan. Das gibt's in Afrika nicht an jeder Ecke. Deshalb muss ich's mitnehmen. In diesen dicken Gaskartuschen.«

»Sie werden in Afrika also im Ballon rumfliegen … äh … fahren?«

»Nein. Nur die Kamera. In einem ferngesteuerten Kameraballon Marke Eigenbau.«

Der Zollbeamte starrte mich so an wie wir den Finanzminister, wenn er wieder sagt: »Tut mir leid, Leute, Steuern rauf, Einkommen runter, so sieht's aus.«

Dann knallte er einen Stempel auf die Papiere. Wahrscheinlich nur, damit ich ihm nicht länger auf die Nerven gehen konnte.

»Beim nächsten Mal …«, begann er.

Meine Ohren schalteten auf Durchzug. Am Beginn einer Reise hat der Satz »beim nächsten Mal« nichts zu suchen, denn der Beginn einer Reise ist immer ein magischer Moment, vor allem, wenn sie nach Afrika führt. In die Wüste. Zu den San-Buschleuten. Zu den Himba und Herero. Da ist das »Jetzt« wichtig. Und nicht das »Morgen«.

Mein Plan war bescheiden. Ich wollte die traditionellen Heiler der Wüstengebiete des südlichen und südwestlichen Afrikas treffen und dabei einen Film drehen. Warum? Zum einen hatte mich ein Bericht fasziniert, den der Volksschriftsteller, Pfarrer und Revolutionär Heinrich Hansjakob im 19. Jahrhundert verfasst hatte. Darin schrieb er über die »Sympathie-Doktoren« des Schwarzwalds. Das waren einfache Bauern mit der Gabe, durch Handauflegen Kranke zu heilen. Ich dachte mir, diese Geschichten sind ein gutes Argument für eine längere Auszeit in Afrika, wo es noch solche Heiler geben soll. Der andere Grund war 1,70 m groß und hatte blaue Augen. Ich hatte Dr. Anne Hansen auf einer Party kennengelernt und wurde von ihr mit südafrikanischem Rotwein abgefüllt, während sie von Pflanzen in der Wüste erzählte, die Sachen konnten, »hey, das glaubst du nicht«.

»Zum Beispiel?« Ich war bemüht, nicht in ihren Augen zu ertrinken, sondern dem Exkurs »Afrikanische Heilpflanzenkunde für Anfänger« zu folgen.

»Alt werden«, sagte sie. »Stell dir vor, manche werden über 1000 Jahre alt.«

»Nichts Besonderes. Wenn wir weiter so bechern, fühlen wir uns morgen nicht anders.«

Das brachte sie erst richtig in Fahrt. Und so erfuhr ich, welche erstaunlichen Kräfte Heilpflanzen der Wüste haben. Zu welchen Wunderdingen die dort lebenden traditionellen Heiler in der Lage sind. Und dass sich Dr. Anne Hansen schon ihr halbes Leben mit diesen Themen auseinandersetzte.

Ich schaute auf mein Weinglas, das auf geheimnisvolle Weise wieder leer war, dann in die Abgründe ihrer Augen und sagte den verhängnisvollen Satz: »Tja, dann sollten wir mal hinfahren.«

Auf Partys sagt man sehr schnell sehr viel, vor allem, wenn der Pegel stimmt. Am nächsten Morgen haben das zum Glück alle wieder vergessen, besonders, wenn es sich um Eheversprechen und Reiseverpflichtungen dreht. In diesem Fall war es anders. Dr. Anne Hansen war keine Frau mit löchrigem Gedächtnis.

Bauern, die durch Handauflegen heilten. Kräuterfrauen, die wussten, was uns Mutter Natur Gutes zur Verfügung stellt, und dafür mitunter verfolgt oder sogar getötet wurden. In einer Zeit, in der wir uns nur noch wie ein lästiger Kostenfaktor der Krankenkassen fühlen, in der unser Arzt nur wenige Minuten Zeit für uns hat, falls nicht sein Vorzimmerdrache uns wegschickt, weil wir die Versicherungskarte vergessen haben, ist sie wieder da: die Besinnung auf alte Traditionen. Heilpraktiker haben Hochkonjunktur. Hausfrauen schlagen in *Omas Schatzkästchen* das Rezept für Hustensäfte nach, weil sie ihren Kindern die nächste Antibiotikabombe ersparen wollen. Und manch altgedienter Doc reicht seinen Patienten ein Naturheilmittel, »das es leider nur im Internet gibt, also sagen Sie keinem, dass Sie es von mir haben«.

Ich selbst hatte ursprünglich eine eigentümliche Einstellung zum Thema Krankheit, nämlich die, dass es sie nicht gibt. Schließlich komme ich aus dem Schwarzwald, wo man selbst im tiefsten Winter mit einem ärmellosen T-Shirt und barfuß durch Eis und Schnee stapft. Wer krank wird, ist ein Weichei, war meine Devise, und das Beste ist, man nimmt dieses Unwort gar nicht erst in den Mund. Dann geschah es, dass in meiner nächsten Umgebung einige kerngesunde Menschen von heute auf morgen nicht mehr kerngesund waren. Es fielen die Begriffe Krebs und Aids. Die Ärzte konnten nicht mehr tun, als die Schultern zu zucken und die

Rechnung zu stellen. Ein paar meiner Bekannten starben schneller, als der Pfarrer sein Beileid aussprechen konnte.

Ich brachte zwar mein ärmelloses T-Shirt nicht gleich zur Altkleidersammlung, aber ich war bereit fürs Abenteuer. Und davon gibt es in Afrika mehr als genug.

Kurz gesagt ist Afrika der Ort, aus dem wir alle stammen. Es ist die Wiege der Menschheit. Dort hat nicht nur mein Ururururururur-Ahn mit seiner Frau dafür gesorgt, dass es auch im 21. Jahrhundert noch Menschen gibt, sondern auch Ihrer. Aus Afrika kommen wir, und nach Afrika sollte man gehen, wenn einen die Sehnsucht nach dem Ursprünglichen packt.

Versetzen wir uns in eine Zeit lange, lange, lange vor unserer Zeit – in die Welt vor 200 Millionen Jahren. Damals sah die Erde ein wenig anders aus als heute. Die fünf Kontinente waren eine riesige Landfläche, und mit riesig meine ich wirklich riesig. Pangäa hieß dieser Superkontinent, und ich bin mir sicher, der amerikanische Präsident wüsste, welche Flagge er darauf pflanzen würde. Damals gab es aber noch keine amerikanischen Präsidenten, doch auch ohne sie ging es drunter und drüber. Flüssiges Magma rumorte im Erdinnern, Vulkane spuckten Feuer, unvorstellbare Kräfte zerrten an Pangäa, und eines Tages brach der Superkontinent auseinander. Die Wissenschaftler sind sich nicht einig, ob es von heute auf morgen passierte oder im Laufe einer längeren Periode. Schließlich war keiner von ihnen mit dabei. Tatsache ist, am Ende drifteten die Erdteile auseinander, und dieses Driften hält bis heute an. Nur Afrika machte die große Ausnahme. Der Kontinent war das Herzstück von Pangäa und blieb mehr oder weniger an seinem angestammten Platz – mit der Folge, dass die klimatischen Verhältnisse Afrikas seit langer Zeit stabil sind, was zu einem wahren Brutkasten des

Lebens führte: Pflanzen und Tiere entwickelten sich prächtig, und auch der Mensch tat, was er konnte. Zum ersten Mal tauchte er an einem Donnerstag im Jahr 2378545 vor Christus auf, und zwar im Great Rift Valley im heutigen Uganda. Als es ihm und seinen Kumpels dort ein paar hunderttausend Jahre später zu eng wurde, setzten sie sich in Marsch. 50000 Jahre vor Christus erreichten sie Australien, 12000 Jahre vor Christus die Gegend um Peking, 11000 Jahre vor Christus den Süden von Chile, und um 10000 vor Christus war der größte Teil der Erde von Menschen bevölkert: auch Stuttgart, wo ich als würdiger Nachfolger des ersten Afrikaners gerade sitze und schreibe. Kurzum, wir alle haben unseren Ursprung im Hochland von Uganda. Vielleicht war es einmal das Paradies, vielleicht war es aber auch schon immer die Hölle. Zumindest scheint es das heute zu sein. Denn aus Afrika bekommen wir selten gute Nachrichten.

Wer die Wörter »Afrika« und »Katastrophe« googelt, braucht einen üppig ausgestatteten Arbeitsspeicher. Der Sudan, Kongo, Niger, Simbabwe – die Liste der Länder ist lang, die in regelmäßigen Abständen mit Nachrichten aufwarten, die uns den Tag versauen. Vom Gegenteil hört man selten, und dann dreht es sich meistens um Berichte aus einem Naturpark mit großen Tieren darin und Lodges, deren Übernachtungspreise selbst Bill Gates trocken schlucken lassen. Kein Wunder, dass Afrika für viele Leute noch immer der Erdteil ist, in dem die Menschen auf den Bäumen leben – was ja manchmal stimmt: Die Pygmäen im Kongo zum Beispiel bauen wunderbare Baumhäuser, und mal ehrlich, wer würde nicht gerne eines davon gegen sein hoch verschuldetes Reihenhaus neben dem Reaktor Philippsburg oder das 1,5-Zimmer-Wohnklo in Berlin-Neukölln eintauschen?

Der wahre Grund für unser geringes Verständnis für Afrika liegt darin, dass kaum jemand hinfährt. Der Wolfgangsee liegt eindeutig höher im Kurs als der Victoriasee. Die Götter wissen, warum. Der Reiseschriftsteller Paul Theroux sprach vom »Lost Continent«, denn in Deutschland, Europa und dem Rest der Welt findet Afrika kaum statt. Ist das nicht bedauerlich? Schließlich ist Afrika einzigartig. Seine Länder sind einzigartig. Seine Menschen sind einzigartig. Und ein Flug dorthin: absolut einzigartig!

Fliegt man von München nach Windhuk, der Hauptstadt von Namibia, muss man die Uhr nur eine Stunde vorstellen. Praktischerweise befindet sich der alte Kontinent auf ähnlichen Längengraden wie Europa. So sagte ich Beate, meiner Frau, Lebewohl, stieg in München ins Flugzeug, freute mich auf einen entspannten Nachtflug, um am nächsten Morgen frisch und munter in Windhuk auszusteigen.

So hätte es sein können.

So war es aber nicht.

Denn ich hatte Mitstreiter. Schließlich will ich nicht den Eindruck erwecken, ich wäre alleine für die 190 kg Gepäck verantwortlich, die wir durch den Zoll geschleppt hatten, um uns am Check-in in eine Reihe zu stellen, die bis zum Parkhaus reichte. Rolf Jost, der neben mir stand, verzog sein Gesicht.

»Die Typen da vorne«, sagte er, »sitzen nachher hoffentlich neben der Tür, und die geht auf. In 10 000 Meter Höhe.«

Wo er mit dem nackten Finger hinzeigte, sah ich vier Männer. Sie trugen grüne Anzüge, und es sah ganz fidel aus, wie sie ihre Jägermeisterflasche kreisen ließen.

»Was ist mit denen?«, fragte ich.

Rolf wusste eine Antwort. Er kurvte mit seiner Frau Bigy

in ihrer Ente durch Afrika, da stapelte ich noch Bauklötzchen im Himmel. Rolf ist einer der Globetrotter, die jeden Satz mit den Worten beginnen: »Früher war's hier besser.« Früher ist dann in den siebziger, achtziger oder neunziger Jahren des letzten Jahrtausends gewesen, als er und Bigy ein Dutzend Mal um die Erde reisten, um Filme über Kannibalen in Neuguinea, Koka kauende Bauern in Peru und sämtliche Tiere Afrikas zu drehen. Außerdem ist Rolf Ehrenmitglied des Donald-Duck-Clubs, und wer es sich mit ihm versauen will, bestellt im Restaurant Peking-Ente. Ich war mit ihm in China, der Mongolei und Tibet und kann unter Eid aussagen, dass ein paar Milliarden Chinesen seinen heiligen schwäbischen Zorn zu spüren bekamen. Während er mit der Kamera für beeindruckende Bilder zuständig ist, sorgt seine Frau Bigy dafür, dass der Laden rund läuft: Sie ist Ton- und Kameraassistentin in einem und verwaltet außerdem den dicken Geldbeutel der Filmproduktion. Ich kenne kein anderes Ehepaar, das seit über einem Vierteljahrhundert miteinander lebt, reist und arbeitet und sich trotzdem noch etwas zu sagen hat – und zwar nicht, wann der Scheidungstermin ansteht. Vermutlich liegt das daran, dass Rolf zwar für Donald Duck schwärmt, im Grunde seines Herzens aber Daniel Düsentrieb ist und deshalb ständig irgendetwas Neues ausheckt. Einen ferngesteuerten Kameraballon durch halb Afrika zu schleppen war seine Idee. Im Ballon wiederum lag der Grund, weshalb wir Richard Bölling gebeten hatten, mitzukommen. Richard ist die Mutter aller Ballonfahrer. Eine Menge Piloten haben bei ihm gelernt, wie man einen Ballon gekonnt durch die Lüfte kutschiert.

»Gut«, sagte ich, als mir Rolf von ihm erzählte, »dann wird ja wohl nichts schiefgehen.«

Wie man sich irren kann. Aber wahrscheinlich war ich damals in Gedanken woanders gewesen, möglicherweise bei den blauen Augen von Dr. Anne Hansen, die ich ebenfalls unterwegs treffen sollte.

»So wie bei Donald in den *Lustigen Abenteuern*«, sagte Rolf mit Nachdruck. »Luke auf, Jäger raus, Luke zu.«

»Das sind Jäger?«, fragte ich.

»Die da vorne«, sagte Rolf, »und die, und die, und die da drüben auch.«

Jetzt sah ich es selbst. Außer den vier Spaßvögeln mit der Jägermeisterflasche gab es eine stattliche Anzahl weiterer Männer in Tarnanzügen oder Bundhosen mit Janker. Fast sah es aus, als träfe sich der Reservistenclub der Bundeswehr. Aber es waren Großwildjäger, und ich zählte vierzig von ihnen.

»Die knallen alles ab, was ihnen vor die Flinte kommt«, sagte Rolf.

»Auch Enten?«

»Enten interessieren die nicht«, sagte er ernsthaft. »Nein, nein, die sind auf Löwen aus. Auf Geparden und Nashörner.«

»Aber das ist verboten!«

»Wo kein Kläger, da kein Richter. Auf manchen privaten Game-Farms werden die Tiere extra angesiedelt. Mitunter bezahlt von Tierschutzorganisationen, im naiven Glauben, Gutes zu tun. Dann holt sich der Farmer ein paar schießwütige Touristen ins Haus, verlangt eine saftige Abschussprämie, und los geht die Party. 5000 Dollar kostet der Abschuss eines Geparden.«

»Du hast recht«, sagte ich. »Luke auf und raus mit der Bande.«

Aber dazu kam es nicht. Dafür zu einem Brauchtumsabend hoch über den Wolken mit Gesängen, die zwischen

1933 und 1945 populär waren. Nachdem Kamerad Tarnanzug der Stewardess zum x-ten Mal unter den Rock gegriffen hatte, war auch diese bereit, die Luke zu öffnen, und der Kapitän gab Anweisung, keinen Alkohol mehr auszuschenken. Ein paar Horst-Wessel-Lieder später fielen die Großwild-Rambos in bleiernen Schlaf, während ich hellwach war und darüber nachdachte, ob das nun typisch ist für unser Verhältnis zu Afrika. Schließlich war der Schwarze Kontinent ein paar Jahrhunderte lang der Selbstbedienungsladen Europas gewesen. Allein seine Königliche Hoheit Leopold II., König von Belgien, vergrößerte sein privates Vermögen durch die Ausbeutung von Belgisch-Kongo um das 3500-fache. Auch Engländer, Franzosen, Holländer, Portugiesen und Deutsche langten kräftig zu. Trotzdem gibt es nichts Schöneres, als an einem kalten, grauen deutschen Wintertag ins Flugzeug zu steigen, um ein paar Stunden später im warmen, lichtdurchfluteten Afrika anzukommen. Im Hosea Kutaka International Airport von Windhuk empfiehlt es sich, den Weg vom Flieger zum Flughafengebäude im Laufschritt zurückzulegen. Ansonsten muss man bei der Einreise ein wenig Geduld aufbringen. Sagen wir so zwei, drei Stündchen, falls man sich nicht unter Einsatz des Ellbogens an allen anderen vorbeidrängelt, was einem die Chance gäbe, sich bei dem einen oder anderen Großwildjäger für eine unvergessliche Nacht zu bedanken. Wer jedoch mit dem Ehrenmitglied des Donald-Duck-Clubs unterwegs ist, also einer Ente wie du und ich, der rennt nicht. So watschelten wir hinter allen her, um schließlich auf eine Menschenhorde zu starren, die sich trichtermäßig verjüngte bis zu einem Tisch. An diesem saß ein gut gekleideter junger Mann, der jeden Ausweis so gründlich studierte, als wollte er am Abend mit dieser Nummer bei Thomas Gottschalk auftreten.

Ich konnte mir die Ansage von Thomas vorstellen: »Unglaublich, aber wahr: Dieser flotte Mitarbeiter der staatlichen Fluglinie Air Namibia behauptet, das Foto in einem Reisepass mit dem vor ihm stehenden Passinhaber vergleichen zu können. Und das in fünf Minuten! Also ich sag mal, das packt er nicht. Topp, die Wette gilt.«

Und Thomas hat recht: Er packte es nicht. Wir standen uns drei Stunden lang die Beine in den Bauch, um anschließend an der Gepäckausgabe nochmals eine Stunde auf ein Band zu starren, welches sich einfach nicht bewegen wollte. In der Zwischenzeit verließ ein Großwildjäger nach dem anderen die Asservatenkammer, Knarre in der Hand.

»Schießt euch ins Knie«, murmelte Rolf einen letzten Gruß, als ich endlich beginnen konnte, 190 kg Gepäck auf einen Trolley zu hieven, der die Größe eines Aldi-Einkaufswagens hatte. Zum Glück nahte Hilfe: Schon in Deutschland hatten wir die Leute von *Pilot's Heaven* als Back-up-Service engagiert. Sie sollten uns mit wüstentauglichen Autos versorgen, Fluggeräten und Nonstop-Kaffee zu allen Tages- und Nachtzeiten. Chef der Firma war Wolfi Eckardt, der einige Jahre auf Korsika gelebt hatte, um dort eine Bäckerei zu betreiben.

»Roggenbrot und Brezeln«, erzählte er mir noch am Flughafen. »Das Geschäft ging wie geschmiert. Vom Backen haben die nämlich keine Ahnung, die Franzis.«

Derart freundlich betitelt, legten ihm die Korsen höflich, aber bestimmt nahe, in Zukunft kleinere Brötchen zu backen, und zwar woanders.

»Die haben eine Bombe in mein Geschäft geschmissen«, sagte Wolfi und konnte es noch immer nicht fassen. »Deshalb bin ich ins Kerzengeschäft eingestiegen.«

Dieser glasklaren Logik folgend, tingelte er über die Weihnachtsmärkte Kaliforniens, wo die Nachfrage nach obszön kitschigen Kerzen in Form von Krippen, den Heiligen Drei Königen sowie der Jesusfamilie samt Kuh, Schaf und Esel so groß war, dass nach ein paar Jahren harter Maloche eine Villa mit Swimmingpool in Windhuks Nobelviertel Ludwigsdorf heraussprang, samt Gleitschirmflieger und einem Zwanzig-Tonner für ausgedehnte Wüstenfahrten. Die Firma *Pilot's Heaven* war geboren, und der Himmel im Namen bezog sich auf Wolfis Wunsch, allen Menschen, die nicht bei drei auf den Bäumen waren, die Welt zu erklären.

»Das kapieren die Kuffnucken nicht«, sagte er ohne jeden Anflug von Rassismus, »ohne flotte Abfertigung läuft nichts. Die Touristenärsche machen kehrt, wenn sie ein paar Stunden auf ihren Stempel warten müssen.«

»Der Flieger«, sagte ich, »war leider schon weg.«

Das Argument konnte Wolfi nicht überzeugen. Er sah mir zu, wie ich mit dem Gepäck kämpfte, das sich meterhoch im Einkaufswagen türmte.

»Fass mal an«, sagte ich zum Chef vom Himmel.

»Fass mal an«, sagte er zu der Frau neben sich. Das war Gitta, einzige Mitarbeiterin von *Pilot's Heaven* und seine Gattin. Ich wage zu behaupten, dass ohne sie der Laden keine Woche überlebt hätte, und ich höre keinen Widerspruch. Gitta war zwanzig Jahre jünger als Wolfi und blond wie Sommerweizen. Sie fotografierte, fuhr Jeep, flog Gleitschirmflugzeuge und konnte einen turmhoch beladenen Gepäckwagen durch das Tohuwabohu einer afrikanischen Abfertigungshalle manövrieren. Während Wolfi verkündete, dass er sich angesichts der Strapazen gleich mal hinlegen müsse, fragte sie nach unseren Plänen.

»Ausrüstung checken. Autos checken. Ballon checken«, antworteten wir.

»Hat keiner Lust auf ein Frühstück? Kaffee, Tee, Orangensaft? Ein wenig die Beine am Pool ausstrecken?«

Wir sahen uns an. In unseren Gesichtern stand wilde Entschlusskraft.

Aber dann dachten wir: Hey, wir haben die Großwildjagd im Flugzeug überlebt, wir sind in Afrika, es ist 10 Uhr morgens und das Thermometer zeigt bereits 28 °C im Schatten.

»Tolle Idee«, sagten wir wie aus einem Mund.

»Bei mir«, sagte Wolfi, »bricht keiner ein.«

Die Fahrt vom Flughafen nach Windhuk hatte eine halbe Stunde gedauert, und in der Zeit sah ich ein paar Dutzend Paviane, die uns am Straßenrand vergnügt ihre roten Ärsche entgegenstreckten. Eine gute Idee für Deutschlands Straßen, denn ich bin mir sicher, dass dies die miese Stimmung im morgendlichen Berufsverkehr spürbar verbessern würde.

Windhuk liegt 1630 Meter hoch und wirkt auf den ersten Blick wie ein freundliches Städtchen. Seine Geschichte ist wie die Geschichte des Landes eng mit Deutschland verbunden, und darin spielen Diamanten eine wesentliche Rolle. Es war im April des Jahres 1908, als ein Arbeiter der Lüderitzbucht-Eisenbahn in der Nähe der Station Grasplatz, die ihrem Namen absolut keine Ehre machte, einen Diamanten fand und ihn mit den Worten »Kyk, Baas, ek het een Diamond gekry!« seinem Vorarbeiter reichte. In dieser sandigsten Ecke Namibias gab es seit 1883 eine vom Bremer Kaufmann Adolf Lüderitz gegründete Handelsniederlassung. Damals lagen die Klunker auf dem Boden herum. Man brauchte sich nur zu bücken, um sie aufzuheben. Aus diesem Grund kam das Bücken im fernen Deutschland groß in Mode. Wer es nicht zu sehr mit den Bandscheiben hatte, machte sich auf ins gelobte Land. Wie oft in der Geschichte der Menschheit scherten sich die Neuankömmlinge nicht darum, dass das Land bereits einen Eigentümer hatte. Nach ein paar Jahren lukrativen Diamantensammelns kam es zum Aufstand der Herero, der von den kaiserlichen Schutztruppen auf grausame Weise niedergeschlagen wurde. Auch dem Aufstand der Nama-Stämme folgte ein erbarmungsloser Wüstenkrieg, und so blieb den fleißigen Bückern bis zum 9. Juli 1915 Zeit, einzusacken, was ihnen nicht gehörte. An diesem Tag unterzeichnete der Kommandeur der Schutztruppe, Oberstleutnant Franke, die Kapitulation, die ihm der Generaloberkommandeur der Südafrikanischen Union, Simon Botha, auf den Tisch geknallt hatte. Von nun an hieß die ehemalige Kolonie Deutsch-Südwestafrika nur noch Südwestafrika, aber bis zur eigentlichen Unabhängigkeit sollte es noch Jahrzehnte dauern. Sie kam am 21. März 1990. Die neue Nation nannte sich Namibia, als Reminiszenz an die Namib, die älteste Wüste der Welt. Namib bedeutet so viel wie »Leerer Platz« oder »Ort, an dem nichts ist«. Das Land weist nach der Mongolei die geringste Bevölkerungsdichte der Welt auf. Trotz der im Vergleich kurzen deutschen Kolonialzeit sprechen rund 32 Prozent seiner Einwohner deutsch, und so kann es passieren, dass man auf einen Menschen stößt, der wissen will, ob Bismarck in der alten Heimat noch immer die Zügel in der Hand hält. Dann empfiehlt sich die diplomatische Antwort, er nicht, aber seine Enkelin, und danach wird man auf ein Bier eingeladen. Die Südwester, wie sich die Nachfahren der Kolonialisten nennen, sind ein freundliches Volk, und ihr Windhuk Lager kann es mit jedem deutschen Gebräu aufnehmen.

Wir aber wollten Kaffee, und das brachte uns in Wolfis Villa. Wie alle Häuser in den gepflegten Straßen von Ludwigsdorf wurde sie von einer hohen Mauer umfasst. Darauf lagen reichlich Glasscherben, und als ob das nicht reichen würde, hatte der Hausherr dicke Knäuel NATO-Stacheldraht angebracht. Rein kam man durch ein Tor, dessen Panzerung den Gefängnisdirektor von Stammheim mit Stolz erfüllen würde.

»Ist das nötig?«, fragte ich.

»Bei mir bricht keiner ein«, sagte Wolfi. Er führte uns zu einem Raum, der vergittert war wie eine Gefängniszelle.

»Da rein kommt alles, was Wert hat. Kamera, Computer, Geld, Pässe.«

»Warum?«, fragte ich. »Wenn keiner einbricht, ist das überflüssig.«

Doch Wolfi gab keine Antwort. Der Morgen war für ihn anstrengend genug gewesen.

Am nächsten Tag klingelte um 4.00 Uhr in der Früh der Wecker. Das sollte sich auch in den nächsten Monaten nicht ändern, und schuld daran war der Ballon. Dafür gab es zwei Gründe: Der erste war, dass man die schönsten Bilder nur in der Morgendämmerung einfängt. Der zweite war, dass das verdammte Ding aufgrund von Luftdruck, Auftrieb und was weiß der Kuckuck noch alles nach Sonnenaufgang nicht mehr fliegen wollte – ich meine fahren. Und als ob das nicht genügte, hämmerte Rolf an meine Tür, und als ich öffnete, sah ich in ein putzmunteres Gesicht.

»Los, los, los«, drängte er, »wir lassen den Ballon steigen!«

Ich kletterte von der falschen Seite in meine Hose, und knöpfte mir das Hemd auf dem Rücken zu. Der Sohn meiner Mutter war kein Freund des frühen Weckers, und als wir nun die zentnerschwere Ausrüstung eine Meile weit das ausgetrocknete Flussbett hoch schleppten, fasste ich keine Pläne, daran etwas zu ändern. Ich knurrte nach Kaffee, aber offenbar verstanden die anderen »reicht mir mal die dickste Kartusche«. Endlich erreichten wir eine sandige Ebene. Hier kam Richards Auftritt. Nach seinen Anweisungen breiteten wir die knallgelbe Ballonhülle aus, so dass sie aussah wie ein fünf Meter langes Kondom. Dann hielten wir das Ende auf. Mit einem Brenner entfachte Richard Feuer und stellte einen Propeller davor. Die Flammen züngelten ins Innere, und langsam blähten sich 110 m^3 Ballonhülle auf.

»Ganz schön heiß«, sagte ich.

»1200 °C«, erwiderte Richard.

»Fackelt da nicht die Hülle ab?«

»Die ist aus nichtbrennbarem Nomex. Vorne aus poly-r-beschichtetem Nylon. Da kann nichts passieren. Aber du bist es nicht. Also schön Obacht geben.«

Die Flammen schossen wenige Zentimeter an meinen Händen vorbei, und ich fand es zuvorkommend von ihm, mich zur Vorsicht zu ermahnen.

Allmählich richtete sich der Ballon auf, und mit ihm stieg der Korb nach oben. Daran machte Rolf seine Kamera fest, die er über Funk ansteuern konnte. Dazu hatte er seinem Neffen die Fernbedienung eines Modellflugzeugs geklaut und so umkonstruiert, dass er mit Hilfe einer Menge Hebel und Knöpfe die Kamera scharf stellen, zoomen und drehen konnte. Außerdem trug er eine Spezialbrille, die ihm das Aussehen eines verwirrten Marsianers gab, aber das brillante Ergebnis schwäbischer Bastelarbeit war. Darin waren zwei kleine Monitore eingebaut, auf denen er die Bilder sehen konnte, die ihm die Kamera aus luftiger Höhe übermittelte. Auf diese Weise wollten wir Tiere filmen, die von Helikoptern oder motorisierten Gleitschirmfliegern zu Tode erschreckt werden. Wir planten die sanfte Tour, und der Ballon hielt sich daran, fuhr lautlos davon, von einer kleinen Brise getrieben.

»Wie steuerst du ihn?«, fragte ich neugierig.

»Gar nicht«, sagte Rolf. »Ich kann nur die Kamera bedienen.«

»Aha. Im Moment sieht es so aus, als ob er Kurs auf Angola nimmt.«

Was soll ich sagen? Mensch und Technik sind zwei unversöhnliche Welten. Rolf warf Fernbedienung und Spezialbrille von sich und rannte los. Nach einigen Minuten war er am Horizont verschwunden, und nur der Ballon am Himmel gab seine Richtung an. Mir wurde klar, wir würden noch viel Spaß miteinander haben.

2

Von Windhuk zum Waterberg

Wir treffen auf der Farm Oijikango einen namibischen Rinderzüchter, der sich einer Heilpflanze widmet, und einen deutschen Professor mit dem einzigen Lehrstuhl für Teufelskralle. Die Teufelskralle gehört zu den begehrtesten Heilpflanzen der Wüste, denn sie hilft bei Rheuma.

Bei der Betrachtung einer Landkarte von Namibia fällt auf, dass der größte Teil des 82,3 Millionen Hektar großen Landes in Parzellen aufgeteilt ist. Dabei handelt es sich um Farmen, was in einem Wüstengebiet ein wenig überraschend ist. Trotz Wassermangels und Hitze wird kräftig Ackerbau und Viehzucht betrieben. Da nur alle fünf Meter ein Grashalm wächst, braucht das Vieh viel Weidefläche. Daher sind diese Farmen um einiges größer, als wir das aus Deutschland kennen. Think Big ist angesagt, und manche der Betriebe können es locker mit einem deutschen Landkreis aufnehmen. Zum Kaffeetrinken mit dem Nachbarn steigt der Bauer in sein Flugzeug, und um unerwünschten Besuch fernzuhalten, zäunt er seinen Besitz meterhoch ein.

In aller Herrgottsfrüh verließen wir Windhuk Richtung Norden. Auch Rolf befand sich wieder unter uns. Verschwitzt, zerlumpt, aber mit Ballon, war er spät am Abend zurückgekehrt, als ich gerade die Luft aus der letzten Flasche Windhuk -Lager ließ, während mir Wolfi zum x-ten Mal sein Sicherheitskonzept erläuterte: »Alarmanlage. Stacheldraht. Glasscherben. Denke über eine lasergesteuerte Selbstschussanlage nach. Bei mir bricht keiner ein.« Ich war froh, seine Festung verlassen zu können, auch wenn die Alternative hieß, den Geländewagen über eine Wellblechpiste steuern zu müssen.

Wir waren seit einigen Stunden unterwegs, als Rolfs Stimme aus dem Walkie-Talkie kam.

»Siehst du auch, was ich sehe?«

Seit wir in Windhuk aufgebrochen waren, fuhren wir an Zäunen entlang. Mir wurde klar, wer es in Namibia zu etwas bringen will, muss ins Stacheldrahtgeschäft einsteigen.

»Das ist echt schlecht für den Ballon«, sagte Rolf.

Ach ja. Der Ballon. Für einen süßen Moment hatte ich ihn vergessen.

»Müssen wir wohl über die Zäune klettern«, sagte Rolf. »Hast du die Namen der Farmen gesehen? Ulkig. Gerade sind wir am Schwarzwald vorbeigekommen.«

Wie man das aus amerikanischen Western kennt, weisen in Namibia Schilder an Einmündungen von Schotterpisten tief ins Landesinnere, wo man nach 20, 30 Kilometer Fahrt auf das Farmhaus stößt. Die Namen erzählen viel über die wechselvolle Geschichte des Landes. Da gibt es deutsche Namen wie »Schwarzwald«, »Richthofen«, »Heimat«, »Hochfeld« und »Schweinsberg«. Britische wie »The Dunes«, »Yellow Bank« und »Daylight«. Niederländische wie »Groot Ester« und »Lacockshoop«. Und welche in den Sprachen einheimischer Volksgruppen: »Omakuara«, las ich, »Okatjeru« und »Okawatuta«. Unser Tagesziel hieß »Oijikango«. Trotz dieser Namen gehören diese Farmen nicht Herero- oder Ovambo-Familien, und auch »Oijikango« machte da keine Ausnahme. Sie befand sich im Besitz des deutschstämmigen Farmers Bruno Gretzmann, der bereits in der dritten Generation eine Rinderzucht betrieb. Während unseres Telefonats vor der Abreise hatte er mir die größten Steaks westlich des Swakop River versprochen, sollten wir bei ihm vorbeischauen. Wie sich herausstellte, war das keine Übertreibung.

In einem Land, in dem der nächste Nachbar nicht um die Ecke wohnt, wird Besuch noch hoch geschätzt, und so fiel der Empfang auf Bruno Gretzmanns Farm mehr als herzlich aus. Während wir versuchten, unsere vibrierenden Muskeln unter Kontrolle zu bekommen, führte uns Bruno herum. Die Farm maß stolze 144 km^2, und von seinen 1600 Rindern kannte er jedes beim Namen – auch das, welches gerade zu Steaks verarbeitet wurde. Dafür war Horst zuständig, ein kleiner, drahtiger Mann um die 60 Jahre. Er legte sein Schlachtermesser von der Größe einer Machete beiseite, wischte sich die blutigen Hände an der Schürze ab und umarmte uns begeistert.

»Bin 30 Jahre zur See gefahren«, sagte er. »Heute Abend gibt's Seemannssteak à la Kalahari. Danach braucht ihr eine Woche lang nichts mehr zu essen.«

Dann legten sich zwei Hände über meine Augen, und eine Stimme sagte: »Überraschung!«

Ich ahnte, zu den Händen gehörte eine Frau, die gerne hilflose Schriftsteller mit Rotwein abfüllt, um ihnen unmögliche Versprechen zu entlocken. Ich wandte mich um, und Dr. Anne Hansen strahlte mich an. Mir schwindelte. Erst die Wellblechpiste, dann diese Augen. Somit war meine nicht besonders schlagfertige Antwort zu entschuldigen.

»Wie kommst du hierher?«, fragte ich.

»Mit dem Auto«, sagte sie. »Hat echt Spaß gemacht, die Rüttelfahrt.«

Es gehörte zu ihrem Beruf, sich auf abenteuerliche Wege zu begeben. Dr. Anne Hansen interessierte sich für Teufelskralle, Bruno besaß Teufelskralle – es war also kein Wunder, dass sie den beschwerlichen Weg zu seiner Farm auf sich genommen hatte.

Dann trat Bruno mit einem Vorschlag zu uns.

»Lasst uns ein bisschen rausfahren«, sagte er. »Auf einen Sundowner.«

Das »Bisschen Rausfahren« entpuppte sich als einstündige Fahrt durch offenes Gelände. Die Trockensavanne, die nördlich von Windhuk beginnt und sich bis an die angolanische Grenze erstreckt, ist mit niedrigem Buschwerk bewachsen. Das Land ist flach und unendlich, der Horizont in weiter Ferne. Mitunter beschleicht einen das Gefühl, dass die Welt so aussah, als unser aller Herrgott seinen großen Zauberstab schwang.

Während die untergehende Sonne einen orangen Feuerschein über die Savanne legte, hielten wir unter einem mächtigen Baum. Im Geäst hatte Bruno ein Haus gebaut, mitsamt Badewanne auf vier krummen Füßen. Wir luden Bier aus dem Wagen und kletterten ins Geäst.

»Da drüben ist ein Nistplatz mit ein paar Vögeln«, sagte Bruno.

Wie oft in Afrika war das eine Untertreibung. Einige tausend Vögel rauschten aus dem Unterholz und flogen in Richtung des untergehenden Feuerballs davon. Wir verharrten in Ehrfurcht. Nur Bruno, der das alles kannte, ließ die Kronenkorken knallen.

»Auf euer Kommen«, sagte er, und wir stießen mit den Flaschen zusammen. »Und auf die Teufelskralle. Ohne den Professor könnte ich das nicht sagen.«

Der Professor war Detlef Haberer von der Universität Münster. Der Experte für Heilpflanzen widmete sich der Erforschung der Teufelskralle. *Harpagophytum procumbens* wächst nur in den Sandgebieten der Kalahari. Die traditionellen Heiler aller Volksstämme nutzen diese Pflanze bei Arthritis und Rheumatismus. Seit in Deutschland und den meisten westlichen Industrieländern Rheuma Volkskrankheit Nummer eins geworden ist, stieg der Bedarf an der Rohdroge dieser Pflanze so stark an, dass sie vom Aussterben bedroht ist. Was wiederum zu Bruno Gretzmann und seiner Farm führt.

»Sandige Böden habe ich genug«, sagte Bruno. »Also dachte ich mir, warum sollte ich es nicht mit der Teufelskralle probieren? Durch meine Kontakte zu den Buschmännern wusste ich von ihrer Heilkraft. Ich dachte, ich bau sie im großen Stil an – die Sache ging aber in die Hose!«

Kein Wunder, denn wild wachsende Wüstenpflanzen lassen sich nicht mir nichts, dir nichts kultivieren. Nun sollte es der Professor richten.

»Ich hatte von Professor Haberers Forschungen erfahren«, sagte Bruno. »Sogar hier in der Wüste verfügen wir über einen Internetzugang. Ich habe mit ihm Kontakt aufgenommen – was daraus geworden ist, schauen wir uns morgen an. Heute wird erst mal gefeiert.«

Richtig. Mit Seemannssteak à la Kalahari, nach denen man eine Woche nichts mehr zu essen braucht. Die hatte ich fast vergessen.

Als Horst mir das vierte Steak von der Größe eines Tennisschlägers auf den Teller legen wollte, lehnte ich höflich, aber bestimmt ab. Das Farmhaus von Bruno Gretzmann, das aussah wie die Farmhäuser aus dem Film *Vom Winde verweht,* lag im Schein unseres Lagerfeuers. Über dieses hatte Horst einen Dreifuß gestellt, an dem eine eiserne Pfanne hing, in die ein gutes Dutzend Steaks passte. Ich muss zugeben, dass ich noch nie bessere gegessen hatte, selbst in Wyoming nicht, der Heimat des Rindersteaks. Doch nun musste ich aufgeben, sollte es mir nicht ergehen wie dem explodierenden Vielfraß in Monty Pythons Film *Der Sinn des Lebens*. Es war an der Zeit, sich den wichtigen Dingen des Lebens zu widmen.

»Du fandest die Hoppelstrecke also anregend?«, fragte ich Anne Hansen im unschuldigsten Ton.

»Aber ja. Vor allem in Vorfreude auf hier.« Das hörte sich gut an. Ich zog den dicken Steakbauch ein und streckte die Brust raus.

»Brunos Teufelskrallen haben mittlerweile eine so hohe Qualität«, fuhr sie fort, »dass ich eine ganze Ladung kaufen werde.«

Da lag der Hase im Pfeffer. Typisch Frau, nur Shopping im Kopf. Ich sah, wie Anne sich erhob, lächelte und wie eine verführerische Tania Blixen in der Dunkelheit verschwand. Aus der Glut grinste der Gott des Feuers, weil er wusste, dass ich nicht Robert Redford bin. Ich streckte Horst meinen Teller entgegen.

»Hab's mir anders überlegt«, sagte ich. »Eines geht noch rein.«

Eine afrikanische Nacht ist immer etwas Besonderes: voller Zauber, süßer Gerüche, unbekannter Geräusche. Sie ist so magisch wie das Land, und am liebsten würde ich Nacht für Nacht kein Auge zumachen. Diesmal gelang mir das ohne Probleme, denn in meinem Magen kullerten mehr Steine als im Bauch vom bösen Wolf, nachdem ihn Rotkäppchen überlistet hatte. Ich beschloss, mir ein wenig die Beine zu vertreten. Trotz des bewölkten Himmels, aus dem kein Regen fiel – an dem Tag nicht und auch am folgenden nicht und in dieser Gegend an 340 Tagen im Jahr nicht –, zeigte das Thermometer noch immer 30 °C. In einiger Entfernung sah ich flackerndes Licht und hielt darauf zu. Im Schutz halbhoher Bäume erkannte ich die Umrisse einiger Hütten. Schatten huschten hin und her, und als ich näher kam, entdeckte ich einige schwarze Farmarbeiter. Einer winkte mich zum Feuer. Er hieß Thomas, war 20 Jahre alt, vom Stamm der Ovambos. Sein Besitz bestand aus der Kleidung, die er am Körper trug, der Hütte, in der er mit seiner Familie lebte, einem ausrangierten Campingstuhl, einem Ghettoblaster und einer Handvoll Musikkassetten. Er konnte ein paar Brocken Englisch und erzählte mir von seinem Traum.

»Ein Keyboard! Ich spare für ein Keyboard. Um Musik zu komponieren. Wenn ich es habe, gehe ich nach Windhuk und lebe von Musik.«

»Wann wird das sein?«

»Wenn es gut läuft, in sechs oder sieben Jahren.«

Wieder blickte ich in eine Glut, und wieder grinste der Feuergott heraus. Ein Keyboard, in sechs oder sieben Jahren. Visionen sind der Antrieb der Menschheit, doch mittlerweile ist ein Großteil der schwarzen Bevölkerung Namibias nicht mehr so geduldig wie Thomas. Viele blicken nach Simbabwe, wo Diktator Robert Mugabe die weißen Farmer enteignete. Mit der Folge, dass die Wirtschaftskraft des Landes um 95 Prozent schrumpfte, weil keine ausgebildeten schwarzen Landwirte als Ersatz zur Verfügung standen. Dafür hatte Mugabe plötzlich viel Land zu verschenken, und Geschenke sind das Opium fürs Volk – auch in Afrika. Seither fordert die namibische Farmarbeitergewerkschaft National Union of Namibian Workers (NAFWU) von ihrer Regierung, »ebenfalls von radikalen Mitteln Gebrauch zu machen«. Ganz gleich, wie die Sache ausgeht: Ich glaube nicht, dass sie Thomas seinem Keyboard näher bringt. Die politischen und wirtschaftlichen Probleme Afrikas lassen sich nicht mit einer Handvoll willkürlicher Aktionen lösen, sondern nur durch ein beherztes Miteinander aller dort lebenden Menschen. Jedenfalls ist dies eine Vision, die mich antreibt.

Rolfs Mission war klar. Ich hatte gerade fünf Minuten die Augen zugemacht, da rüttelte er mich wach.

»Los, los, los«, sagte er, »wir lassen den Ballon steigen!«

Wir stiegen in die Geländewagen. Ein unwirklicher, bläulicher Schimmer lag über der Savanne. So etwas auf Film zu bannen ist der Traum eines jeden Kameramanns. Wir parkten auf einer kleinen Anhöhe und machten uns ans Werk. Kondom auslegen, Gas rein, Feuerzeug dran, Finger weg – schon hob sich der Ballon majestätisch in die Höhe. Dieses Mal wollte Rolf die Sache strategisch angehen. Nachdem er den Windmesser konsultiert hatte, erläuterte er seinen Schlachtplan.

»Wir haben Südwind. Du und der Professor sichert die nördliche Piste. Sinkt der Ballon, fahrt ihr mit dem Auto hinterher und schnappt ihn euch. Klar?«

Klar.

Prof. Haberer hatte es sich nicht nehmen lassen, dem Spektakel beizuwohnen, und als er jetzt den Geländewagen mit Karacho durchs Unterholz steuerte, wurde mir bewusst, dass ihm das Wort »Abenteuer« nicht fremd war.

»In einem halben Jahr gehe ich in Rente«, sagte er. »Ich habe mir eine halbverfallene Farm in Südafrika gekauft. Strom gibt es keinen, aber einen 15 Meter hohen Wasserfall hinterm Haus.«

Ich streckte den Kopf aus dem Fenster und beobachtete, wie der Ballon gemächlich über Geros Farm glitt. Die Kamera an seinem Ende bewegte sich wie durch Zauberhand hin und her. Wunder der Technik.

Und Wunder der Natur. Auf einmal frischte der Wind auf, und ich sah, wie der Ballon unter den Böen kräftig Fahrt aufnahm.

»Runter mit dem Ding«, rief ich ins Walkie-Talkie. Und zum Professor: »Gas geben!«

Als hätte er nur darauf gewartet, bewies mir Detlef Haberer, dass ein Leben im Schoß der Alma Mater seine Reflexe nicht hatte einrosten lassen. Der Geländewagen schoss vorwärts, und ich steuerte mit lauten Zurufen: »Links! Rechts! Schneller!«

Der Ballon trieb mit 60 Stundenkilometern auf eine Baumgruppe zu. Verfing er sich darin, konnten wir ihn und die Kamera abschreiben.

»Bleifuß!«, rief ich, und der Professor kam meinem Wunsch nach. Ich hing bis zur Hüfte aus dem Beifahrerfenster, während der Geländewagen über Stock, Stein und Wurzelholz raste. Noch zehn Meter, noch fünf, noch drei, noch einer, ich packte zu.

»Langsamer! Laaaaangsam!«

Halb im Auto, halb außerhalb, die Kamera in der einen Hand, den Korb des Ballons in der anderen, darüber die Flamme mit 1200 °C und Richards Worte im Ohr, »du bist nicht aus poly-r-beschichtetem Nylon, also schön Obacht geben«, fuhren wir die Strecke zurück.

Rolf platzte fast vor Stolz, als wir das Ungetüm absetzten. Er drückte einige Knöpfe der Kamera, um sein Meisterwerk zu begutachten.

»Hm, komisch«, sagte er. »Da ist nichts drauf. Muss wohl die Funkverbindung abgebrochen sein. Macht nichts. Probieren wir's morgen früh gleich noch mal.«

Er sah kein bisschen betrübt aus. Ich renkte meine Lendenwirbel ein und dachte, Hauptsache, das Kind hat sein Spielzeug.

Wenn ein eingefleischter Rinderzüchter beschließt, Heilpflanzen auf seiner Farm anzubauen, halte ich das als unverbesserlicher Optimist für einen Fortschritt der Menschheit.

Doch vor dem Erfolg steht das Vergießen vieler Schweißtropfen, was in diesem Fall wörtlich zu nehmen war. Zusammen mit Prof. Haberer und Bruno Gretzmann besichtigte ich die Teufelskrallenkulturen. Die Luft flimmerte, der Boden war trocken, das Anlegen der Pflanzungen ein Knochenjob. Das Ganze mit der Aussicht auf einen grandiosen Misserfolg.

»Bei der Teufelskralle«, sagte der Professor, »ging man bisher davon aus, dass man sie gar nicht anbauen kann. Die Keimrate war gleich null. Deshalb haben wir an der Universität Münster jahrelang herumexperimentiert und schließlich herausgefunden, wie man die Samen doch zur Keimung bringt. Hier ist das Ergebnis.«

Was ich sah, war ein Feld von der Größe eines Salatbeets, in dem sich kleine, dünne Zweige mühsam durch den Boden arbeiteten.

»Damit lässt sich aber kein Staat machen«, sagte ich.

Haberer lachte. »Nur mal langsam«, antwortete er. »Was Mutter Natur über Jahrtausende entwickelt, lässt sich nicht von heute auf morgen nachahmen. Obendrein hatten wir keine Ahnung, ob in der kultivierten Teufelskralle überhaupt Wirkstoffe enthalten sind.«

Da Wissenschaftler der Freien Universität Berlin in der Zwischenzeit herausgefunden hatten, dass Teufelskralle nicht nur Schmerzen lindert, sondern auch Knorpelmasse neu aufbaut, verstärkte sich die Hoffnung vieler Kranker auf Heilung.

»Bisher wurde die Teufelskralle nur gegen Schmerzen eingesetzt«, sagte Prof. Haberer. »Ihre Wirkstoffe, vor allem die Harpagoside, greifen mit einem analgetischen Effekt in die Schmerzkaskade ein.«

»Das heißt auf Deutsch?«

»Sie kennen Aspirin? Die Teufelskralle funktioniert ähnlich. Ihr Wirkstoff unterbricht den Schmerz. Und glauben Sie mir, wer Rheuma hat, weiß das zu schätzen.«

»Was gibt es dann noch zu untersuchen?«

»Jede Menge. Zum Beispiel, mit welchen Wachstumsraten zu rechnen ist – eine wichtige Erkenntnis für anbauwillige Farmer. Dann wollen wir wissen, ob kultivierte Teufelskralle so tief wächst wie ihre wilden Schwestern in der Natur. Schließlich müssen die Knollen in Handarbeit ausgegraben werden, und das ist kein Zuckerschlecken unter diesen Bedingungen. Danach finden wir heraus, wie die umgebende Vegetation ihr Wachstum beeinflusst. Und schließlich ...« – er drückte mir einen Spaten in die Hand – »Was rede ich. Action is satisfaction. Wir gehen raus in die Savanne und suchen uns ein paar wild wachsende Teufelskrallen. Danach verstehen Sie den Sinn des Kultivierens auch ohne viele Worte.«

Wir kletterten zu Bruno in den Jeep und machten uns auf den Weg. Die Trockensavanne Namibias trägt auch die Bezeichnung Dornensavanne, und der Grund dieses Namens muss nicht erklärt werden. Als ich schon wie ein Kaktus aussah, stießen wir endlich auf eine kleine, rot leuchtende Blüte.

»Da!«, rief Haberer, aufgeregt wie ein Kind an Weihnachten. »Eine Teufelskralle! Dort drüben noch eine! In der Regel wachsen sie im Abstand von ein paar hundert Metern Abstand. Die Suche nach ihnen ist mühsam. Jetzt sind Sie dran.«

Ich stieß den Spaten in die Erde. Der Effekt fühlte sich so an, als wenn Sie vor Ihrem Haus probieren, den Bürgersteig umzugraben. Fast entschuldigend erklärte Bruno, dass es seit einem halben Jahr nicht mehr geregnet habe. Nach einer halben Stunde Sklavenarbeit hatte ich ein Loch von einem Meter um die Pflanze freigelegt. Von irgendwelchen Knollen war nichts zu sehen. Ich betrachtete die Blutblasen an meinen Händen.

»Dagegen gibt es auch ein Pflänzchen«, sagte Prof. Haberer, und irgendwie beschlich mich das Gefühl, ihm machte das Ganze Spaß. »Die Knollen der Teufelskralle stecken bis zu drei Meter tief im Boden, im Radius von vier Metern. Sie haben also noch einiges vor sich. Aber nicht hier, denn diese Pflanze ist alt und hat keine Heilkraft mehr. Die da drüben sind auch alt, was bedeutet, dass die Population gefährdet ist. Der Grund hierfür sind Wilderer.«

»Wilderer?«

»50 Millionen Pflanzen pro Jahr: So hoch ist die Nachfrage des Westens nach der Teufelskralle. Da die Bevölkerung in dieser Region bettelarm ist, machen sich die Leute auf die Suche nach wild wachsenden Pflanzen. Sie graben sie aus und verkaufen sie für ein paar Namib-Dollar an Großhändler. Jahr für Jahr exportiert Namibia 1000 Tonnen getrocknete Teufelskrallen. 80 Prozent davon sind gewildert.«

Ich betrachtete die kleine rote Blüte. Hübsch sah sie aus, inmitten der grünen Dornenbüsche.

»Trotzdem ist vieles von dem, was in Deutschland verkauft wird, wertloses Zeugs«, fuhr Haberer fort, »weil es zwei Arten der Teufelskralle gibt: *Harpagophytum procumbens* und *Harpagophytum zeyheri*. Diese kann selbst ein Fachmann kaum unterscheiden, geschweige denn der Wilderer. Da es bei *zeyheri* mit der Heilwirkung nicht weit her ist, sind viele Teufelskrallenpräparate schlicht und einfach wirkungslos. Bei der Kultivierung ist die Verwechslungsgefahr ausgeschlossen.«

Ich drückte dem Professor meine Schaufel in die Hand.

»Bin überzeugt«, sagte ich. »Anbau ist prima. Blutblasen nicht.«

Bruno zwinkerte mir zu, ging zum Geländewagen und kehrte mit ein paar Flaschen eiskaltem Bier zurück.

»Den Inhalt da rein«, sagte er und deutete auf meine Steakwampe, »die Flasche gegen die Blasen drücken.«

Ich sag's ja immer: Auf einen gestandenen Rinderzüchter kann man sich in Notsituationen verlassen.

3

Vom Waterberg ins Nyae Nyae Conservancy

Wir leben unter den San-Buschmännern von Tsumkwe. Der Missionar Johan van Bomel berichtet von seinem gefährlichen Leben im Grenzgebiet von Botsuana. Dazu gibt es einen Autounfall im Dark Soil und seine schweißtreibenden Folgen.

Nach einem weiteren gemütlichen Steakabend am Lagerfeuer standen wir wieder einmal mitten in der Nacht auf, um einen Ballonversuch zu starten. Dieses Mal blies der Wind so stark, dass selbst Rolf die Unmöglichkeit des Unterfangens einsah. Daher befanden wir uns schon kurz nach fünf Uhr auf der Piste. Das war auch gut so, denn die heutige Etappe hatte es in sich. Nachdem Bruno mir am Abend erzählt hatte, dass er seit einiger Zeit ein Teufelskrallen-Projekt mit San-Buschleuten im Grenzgebiet zwischen Namibia und Botsuana unterhielt, warf ich kurzerhand meine Pläne über den Haufen. Was ist schon das Reisen, das Leben ohne Spontanität?

Der Lebensraum der San lag nach der Beschreibung von Bruno in der Nähe des Ortes Tsumkwe, den wir lange auf der Karte suchen mussten. 1961 gegründet, lebten dort im Umkreis von 120 Kilometern rund 3000 San. Genaue Zahlen gibt es nicht. Die San sind sowohl bei der schwarzen wie auch der weißen Bevölkerung unbeliebt. »Khoi San« bedeutet in der Sprache der Herero »Hundescheiße«, und entsprechend werden die kleinen, friedliebenden Menschen behandelt. Ihr Drama ist eines der Dramen dieser Welt, die uns am Verstand der Menschheit zweifeln lassen. Ich war glücklich bei der Aussicht, eine Zeitlang mit dem ältesten Volk unserer Erde leben zu dürfen.

Unser Tagesziel hieß Grootfontein, ein Städtchen mit

wechselvoller Geschichte. Der Name bedeutet »große Quelle«. Namenspaten waren Buren, die sich auf der Flucht vor den Engländern im Jahr 1884 aufgrund des Wasserreichtums der Gegend hier niederließen. Die Herero nennen die Gegend »Otjiwanda Tjongue«, Leopardenhügel. Und bei den Buschmännern der Khoi San ist der Ort unter dem Namen »Gain!!laub« bekannt. Das bedeutet »große Schlange«, und bezieht sich auf die Pythonschlangen in den Sümpfen rund um die Quellen. Auch die Deutschen waren da und hinterließen ein paar Namen: Noch heute kann man durch die »Moltkestraße« und die »Gausstraße« spazieren und außerdem die Kanäle besichtigen, die der Militärarzt Dr. Kuhn im Kampf gegen die Malaria anlegen ließ. Dann gibt es noch zwei Bäckereien mit den Namen Jakob und Steinbach, und es gibt das »Kraal Steakhouse«, auf dessen Speisekarte eines zu finden ist: Steaks in allen Variationen.

Dort saßen wir, verschwitzt und dreckig, nach 14 Stunden staubiger Fahrt.

»Tja«, sagte Rolf, »in dem Fall nehm ich wohl ein Steak.«

Ich dachte an Horsts Fleischkur und schüttelte matt den Kopf. In den achtziger Jahren war das modern gewesen, als die Leute alles aßen, was die *Brigitte*-Diät ihnen vorschrieb: Fleisch, bis es zu den Ohren herausquoll. Oder Eier, Brot und Schneckennudeln, als *Brigitte* den rasanten Kurswechsel einleitete. Ich bin eher für die Luft-und-Liebe-Kur, doch im »Kraal Steakhouse« in Grootfontein war die Zeit stehengeblieben. Hier stand man in Nibelungentreue zur Fleischdiät, und als ich schüchtern nach anderen Speisen fragte, schüttelte die Bedienung, deren Neunzigeroberweite ihre Khakiuniform sprengen wollte, unwirsch den Kopf.

»Wenn es sein muss«, murrte sie, »können Sie Spaghetti haben.«

Man sollte nie etwas gegen den Willen des gastronomischen Hilfspersonals bestellen. Doch nach einem Tag Wellblechpiste waren meine Gehirnbahnen verknotet, und ich rannte mit offenen Augen ins Unglück.

»Spaghetti«, sagte ich, »super!«

Als mein Teller kam, brachen Rolf, Bigy und Richard in Gelächter aus.

»Was ist das denn?«, fragte Rolf mit dem ihm eigenen Taktgefühl. »Igitt, sieht ja aus wie …!«

Er hatte recht, und es schmeckte so, wie es aussah. Ich verfluchte meine gute Erziehung, in der man mir eingebleut hatte, den Teller leer zu essen, egal, welche Teufelei sich der Koch ausgedacht hat. Verstohlen blickte ich auf die appetitlichen Steaks der anderen. Bevor ich dazu kam zu betteln, hatten sie alles verdrückt.

»War das gut«, sagte Rolf. Sein Bäuerchen unterstrich die Aussage. »Gibt Kraft für morgen. Sagte ich schon, dass wir früh aufstehen? Wir lassen den Ballon steigen.«

Als ich es mir auf der Isomatte bequem machte, rumorte »Gain!!laub«, die große Schlange, in meinem Magen. Auf einmal spürte ich einen Tropfen. Das musste Regen sein. Regen inmitten der trockensten Trockenzeit! Rasch zog ich mich aus, legte mich hin, schloss die Augen, öffnete den Mund. Ein warmer afrikanischer Guss rauschte nieder – Dusche und Trinkgenuss in einem. Das Spektakel dauerte eine halbe Stunde und endete so abrupt, wie es begonnen hatte. Fünf Minuten später war ich wieder trocken. Ich dachte an das Wunder der Natur; ich dachte an den Hereronamen »Otjiwanda Tjongue«, Leopardenhügel; ich dachte darüber nach, ob es nicht besser wäre, das Zelt aufzubauen. Darüber schlief ich ein und dachte an nichts mehr.

Zwischen Grootfontein und Tsumkwe liegen 300 Kilometer Savanne, aber Oberflächenwasser findet man nirgends. Keine Bäche, keine Flüsse, von denen es in Namibia ohnehin nur fünf gibt, die permanent Wasser führen. Deshalb war die Region so gut wie ausgestorben, bis sich die südafrikanische Regierung Anfang der sechziger Jahre des letzten Jahrhunderts etwas Schlaues ausdachte. Namibia, damals noch als Südwestafrika ein Teil Südafrikas, sollte ebenso der Homeland-Politik des Apartheid-Regimes unterworfen werden. Diese Politik hatte zum Ziel, die Rassentrennung territorial durchzusetzen. In Südafrika wurde dafür die schwarze Bevölkerung in Reservate gesteckt. Zehn dieser sogenannten Homelands entstanden in der Zeit der Apartheid, die noch heute unter den Folgen leiden. Nirgendwo in Südafrika ist die Armut größer, die Aids-Rate höher, die Lebenserwartung geringer. Ende 1960 gründete die Regierung im Zuge des Odendaal-Plans auch in Namibia Homelands, in denen die seit über 30 000 Jahren nomadisch lebenden Khoi San zwangsangesiedelt wurden. Niemand außer den Verantwortlichen wunderte sich, dass sich ihre Anzahl durch Krankheit, Hunger und Alkohol in kürzester Zeit drastisch reduzierte. Seither hat sich an den Zuständen wenig geändert. Ich wusste, was ich in Tsumkwe vorfinden sollte, würde mir nicht gefallen.

Doch zunächst fuhren wir durch den Ort, ohne ihn als Ort zu erkennen. Wir hatten gehört, dass es eine Tankstelle ohne Benzin gebe, ein Telefon ohne Anschluss und einen Laden ohne Waren. Trotzdem waren wir laut Landkarte schon fast an der Grenze zu Botsuana, als uns dämmerte, dass die paar zusammengeschusterten Hütten, an denen wir Stunden zuvor vorbeigefahren waren, die bedeutende Distrikthauptstadt Tsumkwe bildeten. Wir wendeten und fuhren zurück.

»Das war nicht vorgesehen«, quakte Rolfs Stimme durchs Walkie-Talkie. »Ob das Benzin jetzt zurück nach Grootfontein reicht?«

Wenn nicht, nehmen wir den Ballon, dachte ich. Oder gehen zu Fuß. Was ist schon ein wochenlanger Marsch durch eine Gegend, die zu den einsamsten der Welt zählt?

Tsumkwe besteht aus der Straße, die zum willkürlich geöffneten Grenzübergang von Namibia nach Botsuana führt. Diese Straße wird gekreuzt von einer zweiten Straße, an deren einem Ende Tsumkwe Lodge liegt, eine Art Campingplatz, während sich das andere Ende im Busch verliert. Dazwischen stehen Hütten und ein paar Häuser, die so offiziell aussehen, wie offizielle Häuser im Nirgendwo eben aussehen. Eines von ihnen war das Verwaltungsgebäude, das andere ein Schulhaus, und vom Rest weiß ich bis heute nicht, zu was sie gut waren. Über einen Feldweg fuhren wir zum Haus von Johan van Bomel, einem Missionar der Dutch Reformed Church. Ich hatte über ihn gehört, dass er alles über die Khoi San von Tsumkwe wüsste, und über die Mission mit ihm Kontakt aufgenommen.

»Alles« ist ein großes Wort. Bei Johan van Bomels Wissen traf es zu. Der Weg zu seinem Haus war übersät mit Schlaglöchern, die zu unserem Erstaunen voller Wasser standen. Überhaupt sah es in Tsumkwe aus, als sei die Sintflut heruntergekommen, und die grauen Wolken am Himmel kündigten weitere Regengüsse an. Wenn man wie ich im Schwarzwald aufgewachsen ist, lernt man als ersten Satz: »Wo es grün ist, da fällt Regen.« Und Tsumkwe war, anders als es in den schlauen Büchern stand, sehr grün. Als wir vor Johan van Bomels Haus hielten, öffneten sich die Himmelsschleusen, und es rauschte genug Wasser herab, um die Arche Noah vom Anker zu lassen.

»Die Böden sind hart wie Beton«, rief eine Stimme durch den Regenvorhang. »Da fließt nichts ab. Kommt rein, in ein paar Minuten steht ihr knietief im Wasser.«

Der Mann, der mir die Hand schüttelte, war groß, hager und besaß einen Blick, der direkt in das Gehirn drang. Das war Johan van Bomel, ein Mann, der sich seit acht Jahren auf verlorenem Posten dem Schicksal der Khoi San entgegenstemmte. Als er die Tür dreimal hinter sich abschloss und eine Kette vorlegte, veranlasste mich das zur ersten von vielen neugierigen Fragen. Bomels Antwort kam prompt:

»Die letzten Monate waren rauh. Bin ein paar Mal überfallen worden. Was darf's denn sein, Kaffee oder Bier?«

Mit dem Regen in Wüste und Trockensavanne ist das so eine Sache. Fällt einmal Niederschlag, staut sich das Wasser, um danach umso tiefer in den Boden zu sickern. Das schafft die Voraussetzung für eine vielfältige Vegetation: Über 1200 Pflanzenarten gibt es allein in der Kalahari. Durch die extremen Wetterbedingungen entwickeln sie erstaunliche Überlebensmechanismen. Einige Pflanzen wie die Welwitschia mirabilis werden über 1000 Jahre alt. Andere wie der Kameldornbaum kommen jahrelang ohne Wasser aus. Und Pflanzen wie die Teufelskralle besitzen außergewöhnliche Heilkräfte. Trotzdem schaut man sich nach jedem Regenguss ungläubig nach den Tricksern aus Hollywood um. Das, was eben noch Wüste war, verwandelt sich in einen Garten Eden. Ich sah Blumen mit gelben, roten und blauen Blüten so schnell aufblühen, als befände ich mich im Zeitraffer. Und Zeit ist auch das Zauberwort, nach dem sich die Natur richtet, denn sie muss sich sputen, um den Regen zu nutzen. Nach zwei flotten Bieren schlug Johan van Bomel eine kleine Tour vor. Wir traten vors Haus und staunten.

»Das müssen wir von oben sehen«, murmelte Rolf. »Wir sollten den Ballon auspacken.«

»Nein«, sagte Bigy.

»Nein«, sagte Richard.

»Nein«, sagte ich.

Aber was sind dreimal gesunder Menschenverstand gegen einmal ausgeprägten Spieltrieb? Kaum hatten wir die Ballonhülle ausgebreitet, öffnete der Schleusenwärter im Himmel erneut das Wehr. Johan van Bomel beobachtete interessiert, wie wir ein paar hundert Quadratmeter Ballonseide in den Sack zurückstopften.

»Das wird den Khoi San gefallen«, sagte er.

»Meinst du?«, fragte Rolf, voller Hoffnung auf motivierte Mitstreiter.

»Aber klar. Damit gewinnst du ihr Herz.«

Als wir an diesem Abend unser Camp aufschlugen, das Feuer entzündeten, die Steaks verschlangen und ein paar Biere tranken, funkelte in Rolfs Augen noch immer verklärtes Entzücken.

»Hast du gehört, was Johan gesagt hat?«, fragte er mich.

»Morgen fahren wir zu ihnen und lassen zusammen den Ballon steigen.«

»Ja«, sagte ich. »Das machen wir.«

Wir schauten noch ein, zwei Stunden ins Feuer und hingen unseren Gedanken nach. Mir wurde klar, dass es nicht viel braucht, um glücklich zu sein. Eine afrikanische Nacht. Ein Feuer. Ein paar Leute um sich, die Spaß an dem haben, was sie tun. Und die Freiheit, das zu dürfen. Wir haben diese Freiheit, andere aber nicht. Mit diesem Satz kroch ich in den

Schlafsack, und als ich am nächsten Tag erwachte, war er immer noch da.

Die Freiheit, zu tun, was man will. Für die Khoi San bedeutete das über 30 000 Jahre lang, ein nomadisches Leben zu führen. Leider spielt sich überall auf der Welt, wo Nomaden leben, dasselbe Trauerspiel ab. Da sich wandernde Menschen wenig um Grenzen scheren, vor allem wenn sie so willkürlich gezogen wurden wie die afrikanischen, sind sie schwer zu kontrollieren. Daher sind Nomaden den Leuten im Regierungssessel stets ein Dorn im Auge. In Europa hatten Sinti, Roma, wandernde Gesellen oder Zirkusleute immer den Ruf, Halsabschneider zu sein. Einmal reiste ich mit einem kleinen Zirkus – Mama, Papa, drei Kinder und einer Handvoll Tiere –, ein anderes Mal begleitete ich Zimmerleute auf der Walz. Dabei habe ich genug Vorurteile gegenüber nomadisch lebenden Menschen erlebt, dass es für den Rest meines Lebens reicht. In der Inneren Mongolei verbrachte ich Zeit mit den Erben des Dschingis Khan, die von der chinesischen Zentralregierung zur Sesshaftigkeit gezwungen wurden, unter der fadenscheinigen Begründung, ihre Herden sorgten für die Sandstürme, die Peking im Sommer mit einer zentimeterdicken Staubschicht bedecken. Südafrika, Botsuana und Namibia haben den Khoi San das Umherziehen untersagt, was sich zu einem Völkermord auswuchs. In der Sesshaftigkeit verloren die ehemaligen Nomaden jeden Lebensmut.

Das waren die Umstände, gegen die Johan van Bomel seit vielen Jahren kämpfte. Er schien die Kraft der zwei Herzen zu haben oder den Beistand des himmlischen Vaters, und als ich ihn fragte, was denn nun zuträfe, überraschte mich seine Antwort wenig.

»Eines Tages«, erzählte er, »sprach Gott zu mir. Er sagte, geh nach Tsumkwe. Dort wartet deine Aufgabe auf dich.«

Ich hege ein gewisses Misstrauen Menschen gegenüber, denen auf Schritt und Tritt der Allmächtige begegnet, um ihnen Ratschläge zu geben: »Marschiere in den Irak ein. Schick deine Armeen direkt dorthin. Gehe nicht über die UNO. Radiere ein paar Völker aus, denn sie hocken auf dem Erdöl, das dein Auto antreibt. George, mein Junge, auf was wartest du?«

Bei Johan van Bomel war es anders. Er ließ nicht erledigen, er erledigte selbst. Gott hatte zu ihm gesagt, beweg deinen Hintern ans Ende der Welt, lebe in einem Haus, das andere nicht geschenkt haben wollen, und hilf denen, denen kaum mehr zu helfen ist. Er hatte nicht gekniffen. Davor zog ich meinen Hut.

»Da draußen gibt es 37 Dörfer der Khoi San«, sagte Johan, »aber alleine findest du keines.«

Wir kurvten seit Stunden durch die Gegend, während der Missionar mir erklärte, dass dies der Schulweg der Khoi-San-Kinder sei, wenn sie denn zur Schule gingen.

»Was sie nicht tun, obwohl Schulpflicht besteht«, sagte er.

»Würde ich auch nicht«, sagte ich. »Gibt's keinen Schulbus?«

Wir quälten den Geländewagen über einen matschigen Pfad.

»Am schlechten Weg liegt's nicht. Sondern daran, dass die anderen sie mobben. In der Schule kriegen San-Kinder auf die Fresse, und zwar richtig.«

Johan van Bomel war nicht der Mann schöngeistiger Umschreibungen.

»Wer macht das?«, fragte ich. »Weiße?«

»I wo«, sagte er. »Die gibt's hier nicht. Schwarze. Herero.«

»Das hier ist Herero-Land?«

Wer sich in Afrika aufhält, lernt, dass das Land einer Volksgruppe für alle anderen Volksgruppen tabu sein kann. Stellen Sie sich vor, Sie geraten in Bayern-München-Fanklamotten in die falsche Kurve des Stadions »Veltins Arena« vom FC Schalke 04 – dann haben Sie noch immer keine Ahnung, was passiert, wenn jemand in Afrika unsichtbare Stammesgrenzen überschreitet. Der Schritt zum Genozid ist oft erschreckend kurz. Woran das liegt? Vieles hängt noch immer mit dem Kolonisationsdesaster zusammen. Danach ist die Entwicklung vieler afrikanischer Staaten auf den Stand »Europa im Mittelalter« zurückgefallen.

»Wir zogen Linien auf Landkarten von Gebieten, die nie ein weißer Mann betreten hatte. Wir schoben uns gegenseitig Gebirge, Flüsse und Seen zu«, beschrieb der britische Premier Lord Salisbury das Afrika-Monopoly auf der Berliner Konferenz von 1885. Damals wurden die afrikanischen Grenzen von heute gezogen. Ob es uns schmeckt oder nicht: Für den Zustand des Schwarzen Kontinents steht Europa noch immer in der Pflicht.

»Die Herero lebten im Nordwesten Namibias«, sagte Johan van Bomel. »Als das Land deutsche Kolonie war, kam es im August 1904 zur Schlacht am Waterberg gegen die Truppen von General von Trotha. Diesem Gemetzel fiel ein Großteil der Herero zum Opfer. Die Überlebenden flohen nach Botsuana. 90 Jahre später floss Geld aus Deutschland, eine späte Wiedergutmachung. Daraufhin kehrten 5000 Nachfahren dieser Herero mit 50 000 Stück Vieh zurück. Sie wurden von der Regierung rund um Tsumkwe angesiedelt. Dabei übersah man, dass man Jahre zuvor die Khoi San an derselben Stelle zur Sesshaftigkeit gezwungen hatte. Jetzt leben zwei Volksgruppen nebeneinander, die kulturell nicht verschiedener sein können. Herero sind Viehzüchter und Ackerbauern, die Khoi San Nomaden.«

Der Kampf der Sesshaften gegen die Nomaden – an einem vergessenen Ort am Ende der Welt ging er mit unverminderter Härte weiter.

Das Dorf der Khoi San bestand aus ein paar Strohhütten, die nach dem großen Regen in sich zusammenzufallen drohten. Nichts war zu sehen vom farbenfrohen Bild der Tourismusreklame, in der die Khoi San in traditioneller Kleidung durch eine ockerfarbene Savanne hüpfen – ein fröhliches Volk ohne Grenzen. Der Alltag sah ganz anders aus. Hier hauste eine verlorene Gruppe alter Frauen und Männer, die trübsinnig und zum Teil betrunken um einen erloschenen Aschehaufen hockten. Am meisten berührte mich der Anblick einer alten Frau, die mir den abgebrochenen Teil eines Speeres verkaufen wollte. Als einziges Kleidungsstück trug sie ein verschmutztes T-Shirt mit mehr Löchern als Stoff, so dass ihre Brüste herausbaumelten. Das war ihr peinlich, und sie versuchte vergeblich, sich mit den Händen zu bedecken. Bei alten Frauen in würdelosen Situationen kriege ich Herzflattern, vielleicht weil ich dabei an meine Oma denke und daran, was wir tun würden, müssten wir unsere Großmütter so sehen.

»Wir brauchen Kleidung«, sagte Johan van Bomel. »Nicht zu große, schließlich sind die Khoi San keine Riesen. Am besten Kinderkleidung. Das wäre ein Anfang.«

Ich dachte, ein paar Klamotten aufzutreiben kann ja wohl nicht schwierig sein.

»Dir ist Gott begegnet«, sagte ich zum Missionar. »Hatte er nicht ein paar Tipps zur Kleidersammlung?«

Mein Misstrauen war noch nicht beseitigt. Nach Johans Antwort auch nicht meine Zweifel an der Gesinnung mancher Zeitgenossen.

»Wir bekamen genug«, sagte er. »Sie steckten voller Krankheitserreger.«

Auch hier wiederholt sich Geschichte: In den Jahren der Eroberung des amerikanischen Westens starben mehr Indianer durch Krankheiten als durch die Gewehre von Soldaten und Siedlern. Ihr Immunsystem kannte keine Abwehr gegen eingeschleppte Krankheiten wie zum Beispiel Pocken. Das wurde ausgenutzt, indem man ihnen infizierte Kleidung gab. Danach setzten sich die Gutmenschen ans Lagerfeuer, rauchten ein falsches Friedenspfeifchen und warteten darauf, bis Virus und Bazillus den mörderischen Job erledigt hatten.

»Wenn also Kleidung«, sagte Johan van Bomel, »dann bitte keimfrei, gereinigt und gewaschen.«

An diesem Tag besuchten wir fünf weitere Dörfer. Jedes sah aus wie das erste, und als wir am Abend an unserem Lagerfeuer saßen, stierten wir schweigend vor uns hin. Selbst Rolf war die Lust auf das Ballonabenteuer vergangen. Dabei hatte uns Johan am Ende der Tour aufgemuntert.

»Wir können nicht überall sein«, sagte er. Mit »wir« meinte er sich selbst und seine Frau. »Es gibt auch andere Dörfer. Zu denen fahren wir morgen. Ich dachte nur, so herum ist es besser.«

In dieser Nacht lag ich wieder wach, doch diesmal war keine Steakorgie der Grund dafür. Ich dachte an die Khoi San, die ganz in der Nähe und doch endlos weit weg von mir auf demselben Matschboden lagerten. Die ersten Menschen in diesem uralten Kontinent, von dem wir alle stammen, wird es bald nicht mehr geben.

Immer wieder muss ich an das nomadische Theorem des Reiseschriftstellers Bruce Chatwin denken. Selbst lebenslang ein Nomade, befasste er sich mit der Entstehung der großen Weltreligionen. Sie wurden alle in Handelsstädten ehemaliger Nomaden gegründet. Der Grund war, so Chatwin, dass das Umherziehen viel mehr Kraft kostet als das sesshafte Leben. Deshalb mussten die Neubürger mit einem Energieüberschuss klarkommen, und dafür brauchten sie Regeln des Zusammenlebens. Einfach mussten die sein und leicht verständlich. »Du sollst nicht begehren deines Nachbarn Weib«, kapiert jeder. Später kamen clevere Leute darauf, aus diesen Grundregeln Religionen zu schaffen, um mit Hilfe der Institution Kirche Macht auszuüben. Diesem Druckmittel entzogen sich die Nomaden und wurden erneut verfolgt. Auch wenn die Ära der Nomadenvölker vorbei ist, leben wir in einer Epoche, in der mehr Menschen unterwegs sind als je zuvor. Offensichtlich ist uns das Umherziehen nicht auszutreiben.

Dies ging mir durch den Sinn, als wir am nächsten Morgen unsere Sachen packten, um mit Johan ins San-Dorf ǂom!o!o zu fahren. Dort hatte Bruno Gretzmann, der Viehzüchter aus Oijikango, sein Teufelskrallen-Projekt initiiert. Es war eines der Vorhaben, die man auf Neudeutsch mit »Win-Win« bezeichnet. Läuft es gut, profitieren alle Beteiligten davon, ohne sich gegenseitig über den Tisch zu ziehen. In diesem Fall ging es darum, dass Bruno, nachdem er beim Anbau der Teufelskralle Schiffbruch erlitten hatte, seinen Kunden nicht genügend Heilpflanzen bieten konnte. Auf der anderen Seite kennen die Khoi San die Wirkung der Teufelskralle seit Urzeiten und verwechseln auch nicht *Harpargophytum procumbens* mit *Harpargophytum zeyheri*. Da rund um Tsumkwe mehr Pflanzen wuchsen, als sie selbst benötigten, sammelten die Khoi San Teufelskralle, und Bruno bezahlte ihnen dafür einen fairen Preis. Erstmals in ihrem Leben bekamen sie Geld in die Hand, und das brachte neue Probleme mit sich.

»Die Khoi San sind 30 000 Jahre ohne Zahlungsmittel ausgekommen«, sagte Johan van Bomel. »Aber im 21. Jahrhundert funktioniert das nicht mehr. Jetzt muss ich schauen, dass sie nicht alles für Schnaps ausgeben.«

Außer der Wirkung vergärter Früchte kannten die Khoi San keinen Alkohol. Dementsprechend gefährdet sind sie, ähnlich den Indianern Nordamerikas oder den australischen Aborigines.

»Die Herero nutzen das aus«, sagte Johan. »Überall im Busch schießen Shebeen-Stores wie Pilze aus dem Boden. Das sind illegale Schnapsläden, in denen Herero selbstgebrannten Alkohol verhökern. Die Wirkung ist verheerend, das habt ihr ja gestern gesehen. Dagegen kämpfe ich.«

»Ist das der Grund für die Überfälle?«, fragte ich.

Zum ersten Mal schien die Selbstsicherheit des Missionars zu schwinden.

»Die Schnapsbrenner wollen nicht, dass ich mich einmische«, gab er zur Antwort. »Ich habe keine Angst vor ihnen. Aber meine Frau ist gefährdet.«

Wörtlich sagte er: »She's the one who is vulnerable«, und als ich nachhakte, erklärte er mir, dass er nie wusste, was er vorfinden würde, wenn er nach ein paar Tagen im Busch nach Hause kam. Dieser Stress zerrte an seinen Nerven und an seiner Gesundheit.

»Wenn Gott dich geschickt hat«, fragte ich, »ist das so etwas wie eine Prüfung?«

Er sah mich an, und mir wurde klar, ich hatte den Nagel auf den Kopf getroffen.

»Deshalb bringt mich auch keiner von hier weg«, sagte er. »Weder die Alkoholbanditen noch die Regierung. Es gibt genug Leute, denen wäre es am liebsten, die Khoi San würden still und leise aussterben.«

Wir saßen um das erloschene Lagerfeuer und warteten auf Bruno, der mit einem Lieferwagen nach Tsumkwe kommen wollte. Endlich tauchte er auf – übernächtigt, aber bester Dinge. Er hatte Thomas dabei und war die ganze Nacht durchgefahren, um den Khoi San eine Ladung Teufelskralle abzunehmen. Doch zunächst lud er eine Palette Bier aus und ein paar extragroße Steaks, mit einem schönen Gruß von Horst. Zu meiner Freude hatte er an unsere Bestellung gedacht: pralle Säcke voller Mehl und Hirse sowie Tabak. Das war unser Gastgeschenk für die Khoi San. Einen Teil nahm ich mit nach ǂom!o!o, den Rest würde Johan in anderen Dörfern verteilen.

Die Begrüßung in ǂom!o!o war phänomenal. Eine Horde Kinder lief uns lachend entgegen, was ich als gutes Zeichen wertete, denn am Tag zuvor hatten wir keinen Nachwuchs zu Gesicht bekommen. ǂom!o!o selbst machte denselben Eindruck wie die anderen Dörfer, nur dass weniger Gerümpel herumlag. Es war klar, dass es den ehemaligen Nomaden schwerfiel, sich an die Sesshaftigkeit zu gewöhnen. Ihre Hütten zeigten, dass sie keine Lust zum Bauen hatten. Es entsprach nicht ihrem Lebenskonzept.

Ums Lagerfeuer saßen ein paar Männer. Der Dorfälteste, Kommtsa Boo, erhob sich, und wir reichten uns nach Buschmannsitte die Hand. Dazu greift man mit der rechten Hand die Hand des anderen und legt die linke an das eigene rechte Handgelenk. Alles andere wäre unhöflich. Danach breitete ich die Geschenke aus. Als die Khoi San den Tabak sahen, gab es kein Halten mehr. Die Ureinwohner Namibias rauchen immer und überall, meistens mit Hilfe leerer Artilleriepatronen. In diese stopfen sie Gräser, Kräuter und Blätter. Tabak besitzen sie nicht. Doch heute war das anders, und nachdem die qualmende Patrone im Kreis herumgegangen war, konnten wir über den Verlauf des Tages diskutieren.

Ich liebe die Sprache der Khoi San. Die 6000 Sprachen unserer Welt lassen sich auf sechs Ursprachen zurückführen. Die Sprache der Khoi San ist die letzte dieser Ursprachen. Sie besteht aus über 70 Klick- und Schnalzlauten, und beim Versuch, sie nachzusprechen, verknotet man sich unweigerlich die Zunge.

In einer funktionierenden Gemeinschaft leben Khoi San in einer nahezu idealen Gesellschaft. Sie kennen kein Eigentumsrecht, keinen Neid. Sie haben keine Lust, Reichtümer zu horten. Sie kennen keine Hierarchien und keine Führungsorgane, vater- und mutterrechtliche Erbfolgen existieren parallel, die nachhaltige Nutzung der Pflanzen- und Tierwelt ist bei ihnen Normalität. Probleme werden in der Gruppe so lange besprochen, bis ein Konsens erreicht ist. Vielleicht finden sich darin die Gründe, weshalb Khoi San so unbeliebt sind. Irgendwie halten sie uns einen Spiegel vor Augen, und was wir darin sehen, gefällt uns nicht, denn es ist unsere eigene Unzulänglichkeit. Nach langem Palaver einigten wir uns darauf, dass mich die Khoi San ins *Veld* führten, wie sie die Savanne nennen, um mir die Suche nach wild wachsenden Teufelskrallen zu demonstrieren. Ich trug meine Wüstenstiefel (»Schlangen! Skorpione! Obacht geben!«, stand im schlauen Buch) und meine wüstentauglichen Outdoor-Klamotten. Kommtsa Boo trug ein T-Shirt mit Micky-Maus-Aufdruck, das schon vor zehn Jahren seine besten Zeiten hinter sich gehabt hatte, und eine kurze Turnhose der Marke Löcher. Schuhe? Fehlanzeige. Seine Kumpels Cjomo Glaqo, Cgun Nqeni und Naiaici N!ank kamen in ähnlicher Aufmachung. So stapften wir los. Das heißt, ich stapfte, während die Khoi San innerhalb kürzester Zeit einen halben Kilometer Vorsprung herausgelaufen hatten. Ich habe mein Leben lang Leistungssport getrieben – Boxen und Handball –, bin also nicht ganz unsportlich, aber das war frustrierend. Keuchend rannte ich hinter den leichtfüßigen Khoi San her, die immer wieder auf mich warteten, dabei rauchten und sich mit ein paar Lungenzügen darüber hinwegtrösteten, dass der schwitzende Weiße bei diesem Ausflug keine gute Figur machte. Sobald ich sie erreichte, ging es weiter, und nach einer Stunde war ich bereit, meine Lungen auszuspucken. Die Sonne kletterte über den Zenit, die Temperatur stieg auf 45 °C, die Savanne dampfte wie eine Sauna nach dem Aufguss. Wie nasse Säcke hingen mir die Outdoor-Klamotten am Körper, und in meinen Wüstenstiefeln konnte ich eine Froschlaichzucht gründen. Die Khoi San grinsten, rannten, grinsten wieder, rannten weiter, zwischendurch rauchten sie, und ich dachte, wenn sie jetzt nicht bald eine Pause einlegen, brauche ich keine Teufelskralle mehr, nie wieder ein Steak von Horst, der Ballon wird künftig ohne mein Zutun fahren, und das Schlimmste, nie wieder wird mir ein kühles Bier durch die Kehle rauschen. Dieser Gedanke gab mir neue Kraft. Ich sprintete um eine Dornenhecke und wäre um ein Haar über die Khoi San gefallen, die aufgeregt diskutierend um eine sandige Stelle hockten. Dort sah ich einen Fußabdruck so groß wie ein Wagenrad. Ein Elefant!

Die Khoi San fürchten sich vor nichts und niemandem, doch vor Elefanten haben sie Respekt. Es kommt vor, dass eine Herde Elefanten durch das Dorf zieht und dabei alles niedertrampelt. Deshalb diskutierten sie jetzt lang und breit darüber, was zu tun sei. Ich verstand kein Wort, aber später half mir Johan auf die Sprünge, der sich genügend Brocken Buschmannsprache angeeignet hatte. Demnach wussten die Khoi San, wann der Elefant vorbeigekommen war (am Morgen), was er wollte (er war auf der Suche nach einem Wasserloch) und dass es ein Einzelgänger war (nicht gut). Ihr Wissen über Flora und Fauna der Wüste und Trockensavanne versetzte mich auch in den folgenden Tagen immer wieder in Erstaunen. Die Khoi San kennen jedes Tier, jedes Insekt, jeden Strauch, jeden Busch. Sie sind in der Lage, in dieser Wüstengegend zu überleben, weil sie Nährwert und Wassergehalt aller Pflanzen, Nüsse, Früchte, Zwiebeln und Knollen kennen. Außerdem sind sie großartige Jäger, auch wenn diese Fähigkeit mehr und mehr verloren geht, da ihnen die Jagd verboten worden ist. Trotzdem sollte es mir ein paar Wochen später gelingen, mit einer Gruppe Khoi San in der südafrikanischen Askam-Region auf die Jagd zu gehen. Das war der Moment, an dem sich meine Lungen endgültig verabschiedeten.

Nachdem klar wurde, dass der Elefant weitergezogen war, setzten wir unsere wilde Hatz fort. Nach einer halben Stunde verharrten die Khoi San erneut. Dieses Mal lauschten sie einem Leoparden, von dem ich nichts mitbekommen hatte. Er von uns aber schon, und Kommtsa Boo schlug einen großen Bogen um das unübersichtliche Gestrüpp, in dem sich das Tier aufhielt. Das alles erfuhr ich erst hinterher, und das war auch gut so. Endlich erreichten wir eine Stelle, die mit fremdartigen Blumen bewachsen war, jede von ihnen drei Meter hoch mit Blütenkelchen groß wie Kochtöpfe. Es war der Platz, an dem wild wachsende Teufelskrallen zu finden waren. Die Khoi San hatten Eisenstangen dabei, mit denen sie ein Loch um eine der roten Blüten freizulegen begannen. Sie mussten tief graben, das hatte ich in der Zwischenzeit gelernt, aber endlich konnte ich einen Blick auf die Knollen der berühmten Heilpflanze werfen. Nun, sie sahen aus, wie Knollen eben aussehen. Gelb, länglich, einer Rübe nicht unähnlich. Die Khoi San zogen sie aus der Erde und schlossen das Loch wieder, denn es war so tief, dass selbst Freund Elefant stolpern und sich verletzen könnte, von kleineren Tieren ganz zu schweigen. Von nun an brauchte die Pflanze vier Jahre Ruhezeit, bis die Khoi San wieder Knollen entnehmen konnten. Muss ich erwähnen, dass sie genau wussten, wann das bei welcher Pflanze der Fall war? Wir gruben noch ein paar weitere Knollen aus, und dabei durfte ich auch mal ran. Am Ende warfen wir die Beute in einen Sack und machten uns auf den Rückweg. Trotz Kompass wäre ich wahrscheinlich in Angola, Botsuana oder einer Löwengrube gelandet, doch die Khoi San liefen so traumwandlerisch sicher, als sei der Weg mit Schildern markiert, auf denen »ǂom!o!o 20 km. Am nächsten Dornbusch rechts abbiegen« stand. Während wir zurückrannten, kam mir ein Gedanke. Sollte jemals einer der Khoi San bei Olympischen Spielen teilnehmen, müssen sich selbst die Kenianer warm anziehen. Und wahrscheinlich wird der Buschmann beim Marathonlauf bei Kilometer 10, dann bei 20, bei 30 und noch einmal kurz vor dem Ziel sich eine anstecken – standesgemäß in der Geschosshülse – und gemütlich drauflospaffen, während den anderen das Doping aus den Ohren quillt.

Mopane-Raupen sind die gelb-schwarz-weißen Raupen der Kaiserspinner und werden aufgrund ihres hohen Proteingehalts im südwestlichen Afrika gerne gegessen. Es ist schon seltsam, da mampft man ein halbes Leben lang ekelhaftes Zeugs wie Krabben, Leber, Nieren, Hirn oder bayerisches Gammelfleisch, aber als mir Kommtsa Boo eine Handvoll Mopane-Raupen anbot, lief mir nicht das Wasser im Mund zusammen. Bei der Zubereitung von Mopane-Raupen – kochen oder rösten – braucht man übrigens Erfahrung. Erst kurz vor der Verpuppung hören die Würmer auf zu fressen, und nur dann sind ihre Innereien relativ sauber. Die Betonung liegt auf relativ. Das Gute ist, wenn wir hier überhaupt von etwas Gutem sprechen wollen, dass man sie im getrockneten Zustand bis zu neun Monate lagern kann. In einer Gegend, wo nicht hinter jedem Kameldornbusch der nächste Supermarkt steht, kann das Überleben davon abhängen. Trotzdem muss ich jetzt nicht jeden Tag diese Raupen verspeisen, aber auch keine Steaks von Horst mehr. Mittlerweile bin ich ganz auf Hasenfutter umgestiegen und ernähre mich vegetarisch. An diesem Abend aber hatten wir eine Menge Spaß am Austausch landesüblicher Leckereien. Ich machte mir Freunde unter den Kindern, als ich Mopane-Raupen gegen die Errungenschaften des Hauses Haribo eintauschte. Frisch gestärkt konnten wir die Katze aus dem Sack lassen und kündigten eine Ballonfahrt an.

Auf meinen Reisen rund um die Welt habe ich nur wenige Menschen kennengelernt, die so offen und neugierig sind wie die Khoi San. Keiner von ihnen hatte je zuvor eine Filmkamera gesehen, aber von den Dreharbeiten waren sie begeistert. Da ich digital drehte, konnten wir uns das Ergebnis gleich ansehen, und es endete stets in großem Gelächter. Als wir die Ballonhülle ausbreiteten, das Gas einströmte, es sich entzündete und die gelbe Kugel, von innen erleuchtet, in den dunkel werdenden Himmel stieg, war die Luft erfüllt von Klick- und Schnalzlauten, die ich als »Ahs!« und »Ohs!«

interpretierte. Selbst über das hagere Gesicht von Johan van Bomel huschte ein Lächeln.

»Mit dem Ballon gewinnst du ihr Herz«, hatte er zu Rolf gesagt, und das war keine Übertreibung gewesen. Die Kinder rannten durcheinander, die Erwachsenen zeigten mit dem Finger auf den sich entfernenden Ballon, und ich hoffte nur, dass nicht ein paar Elefanten sagten: »Hey, was ist denn da los? Kommt Jungs, lasst uns das mal aus der Nähe betrachten!«

Der Ballon nahm seinen üblichen Kurs auf Angola, und die Khoi San hatten einen Heidenspaß, hinter ihm herzujagen. Darin waren sie eindeutig begabter als wir, und noch spät in der Nacht schwärmte Rolf von ihrem Talent.

»Ich stelle eine Truppe zusammen«, sagte er ein ums andere Mal. »Das ist die Lösung aller Probleme.«

Eine kleine Untertreibung, wie ich fand. Heute Morgen hatte ich entdeckt, dass unser Benzin alle war. Und die nächste Tankstelle befand sich 250 Kilometer entfernt in Grootfontein.

Am nächsten Tag sollte der Teufelskrallen-Handel über die Bühne gehen, denn Bruno musste zurück zu seinen Rindern.

»Die«, sagte er voller Zärtlichkeit, »brauchen meine Zuwendung.«

Also stand ich früh auf, geweckt von einem klackernden Geräusch. Als ich mich dem Feuer der Khoi San näherte, sah ich eine der Frauen in einer Kalebasse Teufelskralle zerhacken. Kommtsa Boo gab etwas Wasser dazu. Trotz des Regens war Wasser das kostbarste Gut der Khoi San, und es berührte mich, wie er aus einem hohlen Straußenei vorsichtig Tropfen für Tropfen untermischte. Mit der entstandenen

Paste bestrich Kommtsa Boo den Fuß eines sechsjährigen Jungen. Dieser hatte vor wenigen Tagen Brandwunden erlitten, als er beim Spielen ins Feuer geraten war. Die Teufelskralle sorgte dafür, dass sich eine neue Hautschicht bildet.

Für die Khoi San hängt das Überleben in der Wüste und Savanne von diesem Wissen ab. Ich versuchte mir vorzustellen, ich müsste alles, was ich zum Leben brauche, im Wald und auf der Wiese sammeln. Da würde ich nicht alt werden, sondern schon in meine erste Bärlauchsuppe eine Handvoll Maiglöckchen werfen, die zwar ähnlich aussehen, einen aber im Eilzugtempo ins Jenseits befördern. Als ich nun beobachtete, wie Kommtsa Boo die Teufelskralle in einer Weise anwandte, die nicht in den schlauen Büchern steht, wurde mir klar, dass nur ein paar Monate bei ihm in der Lehre dafür sorgen würden, dass ich mehr Wissen über die Heilpflanzen der Wüste besäße als die meisten Ärzte Deutschlands. Und das ist der springende Punkt: Auf diesen Gedanken ist auch die Pharmaindustrie gekommen. Sie schickt ihre Spione zu den Urvölkern der Erde, um den Leuten ihr Wissen zu entlocken – in den meisten Fällen ohne Bezahlung. Bei dieser Art von Zechprellerei zeigt sich der Kapitalismus von seiner hässlichen Seite. So wurde die »Dschungelapotheke« Südamerikas ausgebeutet, ohne dass die Ureinwohner davon profitierten. Jetzt ist Afrikas Wüstenapotheke an der Reihe.

Den Rest des Vormittags sahen wir zu, wie die Khoi San die Teufelskrallen verarbeiteten. Sie säuberten die Knollen vom Sand, schnitten sie in Scheiben, ließen diese unter der Wüstensonne trocknen. Dabei verloren die Knollen 90 Prozent ihres Gewichts und schrumpften zusammen. Jetzt erst wurde mir klar, welch riesige Menge 1000 Tonnen getrocknete Teufelskralle darstellt.

Bruno überprüfte die Qualität, und seinem Gesicht war

anzusehen, dass er zufrieden war. Getrocknete Teufelskrallen müssen knackig sein, ein bisschen wie Kartoffelchips. Nur schmecken sie anders. Sie sind so bitter, dass es einem die Zehennägel aufrollt. Meine Mutter sagte immer: »Bös muss Bös vertreiben«, und damit waren ihre gefürchteten Erkältungssäfte gemeint, die deshalb mein Geröchel stoppten, weil ich mich nach dem ersten Schluck nicht mehr getraute zu husten. Ich gebe zu, weder die Teufelskralle noch die anderen Heilpflanzen, die ich im Verlauf der Reise kostete, schafften es auf meine Hitliste »Bester Geschmack aller Zeiten«, die noch immer von einer frischgebackenen Schramberger Laugenbrezel angeführt wird. Die gab es hier aber ebenso wenig wie andere Schwarzwälder Leckereien; dafür stand wieder Steak von Horst auf dem Speiseplan. Für die Khoi San hieß das allerdings: Festtagsschmaus! An ihrer Begeisterung konnte ich sehen, welch ein verwöhnter Bengel ich war.

Dafür war mir in der Nacht eine Idee gekommen, und nach dem Essen nahm ich Johan zur Seite.

»Ich kenne ein paar Leute, die würden gerne zur Kleiderspende beitragen. Ich garantiere Keimfreiheit. Was hältst du davon?«

Davon hielt Johan viel, und er wollte wissen, wie ich mir die Organisation vorstellte.

»Das lass meine Sorge sein«, sagte ich. »In ein paar Wochen kannst du zur Modeschau einladen. Da wäre noch was: Kennst du einen, der ein bisschen Benzin übrig hat?«

Er zwinkerte mir zu.

»Ja«, erwiderte er, »der Typ ist aber ein seltsamer Kauz.«

Bisher war mir nicht klar gewesen, dass Johan auch Humor besaß. Wie man sich täuschen kann. Er führte mich hinter seinem Haus zu einem Schuppen, der so alt war, dass er schon zu Zeiten des Superkontinents Pangäa an dieser Stelle stand. Drinnen sah es aus, als habe jemand ein Leben lang Gerümpel gehortet, und erst nach einer Weile dämmerte mir, dass wir uns in Johans Ersatzteillager befanden. In Afrika/Namibia/Wüste Kalahari/Tsumkwe ist der nächste Baumarkt ein paar hundert Kilometer weit weg. Wenn einem da die Nägel ausgehen, eine Gummidichtung oder Schraubzwingen, lernt man ganz neue Flüche. Selbst als Missionar.

»Fass mal an«, sagte Johan, und gemeinsam wuchteten wir eine Hobelbank zur Seite. Darunter kam ein Tank zum Vorschein. Wie ein echter Trapper steckte der Missionar einen Schlauch hinein, saugte am anderen Ende und hielt ihn in einen Kanister.

»Mein Notvorrat«, sagte er, »falls wir einen schnellen Abgang machen müssen.«

Auf einmal war mir sein Geschenk gar nicht mehr recht. Doch Johan beruhigte mich.

»Ich hab genug davon«, sagte er. »Und irgendwann wird auch die Tankstelle wieder beliefert. Aber weil du schon mal da bist, würde ich dir gerne noch etwas zeigen.«

Alte Schuppen gab es bei Johan genug, und ich kam mir vor wie beim Öffnen eines Adventskalenders. Was versteckt sich hinter dem nächsten Türchen? Johan machte auf, und ich stand staunend in einem Raum, der mit handwerklichen Arbeiten der Khoi San überfüllt war. Ich sah Hunderte von Bögen, die dazugehörenden Pfeile, eine enorme Sammlung an Lederschürzen, jede Menge Halsschmuck und Armbänder. Ich sah all die Sachen, die ich in den Dörfern der Khoi San nicht gesehen hatte.

»Das ist Projekt Nummer 4«, sagte Johan. »Nummer 1 ist frische Kleidung, damit die Khoi San aus ihren ungesunden

Sachen rauskommen. Nummer 2 der Anbau von Gemüse und das Züchten von Schafen, weil sie nicht genug Essbares finden und nicht jagen dürfen. Nummer 3 ist das Errichten einer Unterkunft für die Kinder, sonst können sie nicht zur Schule. Und Nummer 4 ist, alle zu motivieren, den alten Handwerkskünsten wieder nachzugehen. Durch das Jagdverbot haben sie aufgehört, Pfeil und Bogen zu bauen. In der Sesshaftigkeit ist ihre ursprüngliche Kleidung unbrauchbar, also ließen sie die Herstellung sein. Das will ich ändern. Deshalb kaufe ich ihnen ihr Handwerk ab.«

»Und wer kauft es dir ab?«, fragte ich. »Nach Tsumkwe kommt doch keiner.«

Dieses Argument konnte einen Johan van Bomel nicht aus den Schuhen kippen.

»Bisher«, sagte er, »gebe ich monatlich 35 000 Namib-Dollar aus und verkaufe für 6000.«

Das sind umgerechnet 700 Euro Ausgaben und 60 Euro Einnahmen. Nicht gerade ein wirtschaftlich gesundes Unternehmen.

»Es kommen schon Leute vorbei, wenn auch selten. Du hast Glück, morgen hat sich ein Händler angekündigt. Er ist Kanadier und war schon einmal hier. Ich hoffe, er nimmt was mit.«

»Wenn nicht? Mit was bezahlst du das? Bekommst du Spenden?«

Johan blickte mich an, als ob ich ihn gefragt hätte, ob er sich einen Elefanten als Haustier hält.

»Ich kriege schließlich Gehalt«, sagte er. »Und wir brauchen so gut wie nichts.«

Mit seinem Missionarslohn und den wenigen Einnahmen brachte Johan seine Familie durch und versorgte 3500 Khoi San rund um Tsumkwe.

Am nächsten Tag betrat die Königin von Saba die Szene, in Begleitung ihres Hofnarren, des Kanadiers John Holmes. Die Königin selbst hörte auf den Namen Constanze. Sie stammte aus Botsuana, und wo sich ihr und Johns Lebensweg gekreuzt hatten, habe ich nicht herausgefunden, denn auf Fragen gab Constanze keine Antworten, und John war viel zu beschäftigt, seiner königlichen Herrin den Diener zu machen. Im Zickenkrieg würden die Ladys aus *Sex and the City* gegen Constanze ziemlich alt aussehen.

Afrika versetzt einen immer wieder in Erstaunen: Während wir glauben, der Kontinent versinkt im Elend, verliert sich im Chaos, stirbt an Hunger und Aids, bekommt man im Land einen anderen Eindruck. Es stimmt zwar, in vielen Ländern versinken die Menschen im Elend, verlieren sich im Chaos und sterben an Hunger und Aids, wie zum Beispiel in Südafrika, wo bereits jeder fünfte Mensch mit dem HI-Virus infiziert ist. Trotzdem trifft man allerorts auf würdevolle Menschen, die mit einer Menge Traditionsbewusstsein und einer ordentlichen Portion Stolz ausgestattet sind. Ein kleines bisschen ihres Selbstbewusstseins und wir würden in Deutschland glatt vergessen, was das Wort »jammern« überhaupt bedeutet.

Botsuana wird gerne als Musterland des südwestlichen Afrikas bezeichnet. Das Land weist einen ausgeglichenen Haushalt vor, was mit der Jwaneng-Diamantenmine zusammenhängt, der größten der Welt. Die Mine liegt im Lebensraum der Buschmänner. Die Khoi San wurden für die Ausbeutung enteignet und umgesiedelt, ohne eine Entschädigung zu erhalten. Allein im Jahr 2004 schürfte Botsuana genug Karat in Jwaneng, um vor Russland der größte Diamantenexporteur der Erde zu werden. Über die Enteignung der Khoi San im Gebiet der Mine (mit der Begründung, ihr

Nomadentum würde die Savanne schädigen) erfuhr die Welt erst durch die Wahl des Buschmanns Roy Sesana zum alternativen Nobelpreisträger im Jahr 2005. Sesana, der dem Stamm der Gana und Gwi angehört und weder lesen noch schreiben kann, führt einen aussichtslosen Kampf für die Rechte seines Volkes gegen die Interessen des Diamantenklüngels. In seiner Dankesrede in Stockholm sagte er: »Wir sind nicht primitiv. Wir leben nur anders als ihr.«

Genau dieses Andersleben ist den Regierungen in Namibia, Botsuana und Südafrika ein Dorn im Auge. Und sind wir mal ehrlich, bei uns wäre es kaum anders. Wer aus der Reihe tanzt, kriegt Ärger. Die Leute vom nächsten Zirkus, der in Ihre Stadt kommt, werden das bestätigen.

»Die Sesshaftigkeit hat die Lebenslust der Khoi San zerstört«, sagte Johan. »Ich versuche ein System aufzubauen, damit sich das ändert. Egal ob Essen oder Kleidung: Von mir gibt's nichts geschenkt. Sie müssen mir etwas dafür geben.«

Die Methode »Johan« begann Früchte zu tragen. Mit dem Effekt, dass der Missionar immer mehr aufkaufen musste. Klar, dass ich als begeisterter Bogenschütze einige Bögen erwarb, inklusive Pfeile. Im Gegensatz zu meinem Bogen, mit dem ich beim Intuitiven Bogenschießen auf Entfernungen von 60 Metern noch ganz ordentlich treffe, müssen die Khoi San nahe an ihre Beute ran. Für mehr reicht die Wurfkraft ihrer Bögen nicht aus. Dafür sind ihre Pfeile vergiftet.

Neben Bögen gab es in Johans Buschboutique Ketten aus Samen exotischer Wüstenpflanzen, Lederschürzen und wunderbar geschnitzte Pfeifen, die in jedem Headshop ihre Liebhaber finden würden. Als wir uns alles anschauten, erschienen Constanze und ihr kanadischer Kreditkartenhalter. Ich beobachtete, wie sie Bögen, Pfeifen, Ketten und Schürzen in die Hand nahm, missbilligend den Kopf schüttelte, die miese Qualität bemängelte, um dann doch eine Menge einzupacken, und zwar zum sagenhaft günstigen Preis.

»Wo verkaufst du das?«, fragte ich John, als er Stück für Stück in den Wagen schleppte.

»Auf amerikanischen und kanadischen Weihnachtsmärkten. Dafür geben die Leute Geld aus wie blöd.«

»Was verdient ihr dabei?«

Er schaute sich um, als befürchte er den Neider von der Konkurrenz.

»4000 Prozent Aufschlag«, flüsterte er. »Das Zeug ist Gold wert.«

»Warum zahlt ihr nicht mehr?«, fragte ich.

Er sah mich an, als sei ich grün und käme vom Mars.

»Geschäft ist Geschäft«, sagte er. »Auch im Busch.«

»Warst du in den Dörfern?«, fragte ich. »Hast du gesehen, wie's dort zugeht?«

»Nee, nee«, sagte John. »Die Scheißfahrt ist lang genug. Gott, ich wünschte, die würden die verdammte Piste teeren.«

Zwei Stunden später hatte er alles verladen. Die Königin von Saba reichte mir huldvoll die Hand, wohl in der Erwartung, dass ich sie küsste. Den Gefallen tat ich ihr nicht, aber dann sah ich Johans Gesicht. Er sah zufrieden aus.

»Vielleicht bezahlen sie schlecht«, sagte er später. »Vielleicht werden sie reich damit. Aber sie kommen wieder. Was für mich heißt, das Projekt läuft weiter.«

Mir wurde klar, dass ich noch einiges zu lernen hatte.

»Hast du Lust, morgen früh …?«, fragte Rolf, und ich antwortete: »Nein, nein, vergiss den Ballon.«

»Wer redet davon«, sagte er und breitete die Landkarte aus.

»Sieh mal. Auf der Rückfahrt könnten wir einen Abstecher durch die Nyae-Nyae-Pfanne machen.«

Ich blickte auf die Karte. Unser nächstes Ziel lag im Westen, die Nyae-Nyae-Pfanne dagegen im Osten.

»Nicht gerade der nächste Weg«, gab ich zu bedenken. »Aber du hast recht. Die sollten wir uns nicht entgehen lassen.«

Zwei Drittel aller Touristen, die nach Namibia kommen, fahren schnurstracks in die Etoscha-Pfanne. Der Name Etoscha bedeutet »großer Platz des trockenen weißen Wassers«. Vor ein paar Millionen Jahren hatte es an dieser Stelle einen See gegeben, halb so groß wie die Schweiz. Er trocknete aus, als der Fluss Kunene seinen Lauf änderte. An seiner Stelle bildeten sich große, flache Senken, die durch Quellen und seltene Regenfälle zu begehrten Trinkwasserplätzen vieler Tiere wurden. Da sich das Wild in der baum- und buschlosen Fläche von Etoscha nicht wie im Krüger-Nationalpark, in Chobe oder Moremi verstecken kann, ist der Ort prädestiniert für Tierbeobachtungen. Bis zu 300 000 Besucher kommen pro Jahr, um nach Elefanten, schwarzen Nashörnern, Giraffen, Löwen und Leoparden Ausschau zu halten.

Die Nyae-Nyae-Pfanne ist die kleine Schwester der Etoscha. In ihr entsteht nach starken Regenfällen ein flacher See, der Tiere und Vögel anlockt. Im Gegensatz zu Etoscha ist man hier völlig allein, was als Vorteil erscheint, aber ein Nachteil sein kann. Aber ich will ja nicht vorgreifen.

Nach einem herzlichen Abschied von den Khoi San in ǂom!o!o und von Johan van Bomel und seiner Frau fuhren wir los. Um Benzin zu sparen, stellten wir eines der Fahrzeuge am Ortsausgang von Tsumkwe ab, was keine pfiffige Idee war.

Rolf und ich nahmen vorne Platz, Bigy und Richard

hinten. Schon bald wurde aus der Straße ein Pfad, aus dem Pfad eine Fußspur, dann war auch diese verschwunden, und wir befanden uns mitten in der Savanne. Das Fahren durch eine Gegend, in der das nächste Straßenschild Hunderte von Kilometern weit weg ist und der nächste Ordnungshüter noch viel weiter, macht Laune. Ich gab kräftig Gas, der Geländewagen hüpfte durch die Landschaft wie ein Gummiball, und ich freute mich bei jedem Stöhnen des Getriebes an dem Gedanken, dass der Wagen Wolfi gehörte. So fuhren wir ein paar Stunden dahin, bis sich unvermittelt vor uns ein flaches Tal öffnete. Es war zwölf Kilometer lang und fünf Kilometer breit. In der Mitte hatte sich durch die Regenfälle der letzten Tage ein großes Gewässer gebildet, und rund um das Ufer grasten Herden von Gamsböcken, Zebras, Kudus und Straußen. Mir stand der Mund offen, und ich konnte mich nicht sattsehen. Dann entdeckte ich ein Rudel afrikanischer Wildhunde, welches auf eine Gruppe Antilopen zuhielt. Diese sahen die schwarz gefleckten Jäger, stoben auseinander, und für eine Weile herrschte Unruhe unter den Tieren. Wir nutzten die Gelegenheit, fuhren näher heran und stiegen aus. Die Zeit verstrich, ohne dass einer von uns ein Wort sprach. Auf einmal fiel mir auf, wie sich die Sonne bereits dem Horizont näherte.

»Ich glaube, wir müssen weiter«, sagte ich, ohne es zu meinen.

Es war schwer, sich von dem Tal und seinen Bewohnern zu lösen. Als wir ins Auto stiegen, um in westliche Richtung zu fahren, sagte Rolf leise: »Dafür habe ich den Ballon gebaut.«

Ich wusste, wie ihm zumute war. Mit dem richtigen Wind zur Unterstützung wären ihm die schönsten Aufnahmen gelungen. Als Kameramann blutete sein Herz. Doch wir konnten nicht warten, bis Windstärke und Windrichtung stimmten. Wie oft habe ich das auf Reisen erlebt: Immer kämpft der Wunsch, zu bleiben, mit der Pflicht, weiterzuziehen.

Nach einer Weile bemerkte ich, wie der Boden unter den Rädern sandig wurde. Noch bevor ich daran denken konnte, zu stoppen, um Luft abzulassen, was die Oberfläche der Reifen verbreitert und das Fortkommen auf Sand gestattet, änderte sich die Farbe des Untergrunds. Was ockerfarben war, wurde schwarz.

»Dark Soil«, rief Rolf, »gib Stoff!«

Ich drückte das Gaspedal bis zum Bodenblech durch, der Motor heulte auf, und der Geländewagen schoss vorwärts. Beinahe hätten wir es geschafft. Aber eben nur beinahe. Plötzlich gruben sich die Räder tief in den Untergrund, und wir kamen abrupt zum Stehen.

Wir stiegen aus und sanken sofort im schwarzen Schlick ein. Dark Soil ist Sand, der sich in einem Wasserlauf ablagert, und überwuchert von Gras und Buschwerk erst dann wahrgenommen wird, wenn es zu spät ist.

Ich zählte die Alternativen auf: In Kürze würde die Sonne untergehen, und die Aussicht auf ein Camp nahe der Nyae-Nyae-Pfanne mit einigen aktiven Nachtjägern als freundlichen Nachbarn war nicht sehr verlockend. Bis wir über Funk jemand erreichten, der ein Fahrzeug organisieren konnte, mit genug Power unter der Haube, um uns hier rauszuholen, würde mir der Bart bis zu den Knien reichen. Den Fußweg zurück nach Tsumkwe schätzte ich auf zwei Tage. Wir hatten zwar wenig Proviant und kaum Wasser, aber es war zu schaffen.

»Wir sollten versuchen«, sagte Rolf, »ob wir die Karre aus dem Dreck bekommen.«

So mag ich das. Konstruktive Vorschläge zur richtigen

Zeit. Wir schleppten Steine, Äste und Buschwerk heran, einfach alles, was mehr Konsistenz hatte als der heimtückische Sand. Dabei staksten wir wie Störche durch den Sumpf. Der Schweiß lief mir in Strömen herab, und nach eine Weile hatte ich nur noch einen Gedanken: ein Königreich für ein Bier! Ein Königreich? Ach was, zwei Königreiche, drei, vier! Man ist schließlich kein Knauser.

Nach endloser Schlepperei lagen wir auf dem Bauch im Dreck und versuchten, die Räder freizuschaufeln. Erst mit den Händen, und als wir etwas Platz geschaffen hatten, mit einem Klappspaten. Bei jedem Schaufelhub rutschte die halbe Menge wieder nach. Irgendwann gelang es uns, den Wagenheber hinter die vordere Antriebswelle zu bugsieren. Dann spuckte Richard in die Hände und kurbelte. Und kurbelte. Und kurbelte. Millimeter um Millimeter hob sich der schwere Wagen, und der Rest von uns schob Steine und Äste unter die Räder. Eine nicht ungefährliche Arbeit, und seither ist mir klar, was das Sprichwort »auf Sand bauen« wirklich meint. Wie durch ein Wunder hielt unsere wacklige Konstruktion. Jetzt noch zwei Fahrspuren aus Stein und Geäst bis zum festen Boden legen – und dann nichts wie weg. Mittlerweile war die Dämmerung hereingebrochen, in der Savanne um uns schrie, pfiff und fauchte es. Ich dachte an meinen Ausflug mit den Khoi San zurück und an den unsichtbaren Leoparden. Wahrscheinlich saßen ein paar dieser Gesellen hinter dem nächsten Gebüsch und hielten sich die Bäuche vor Lachen.

»Die sollen sich mal schön verausgaben«, sagte Leopard 1. »Wenn sie fertig sind, krallen wir sie uns.«

»Das hast du aber schön gesagt«, antwortete Leopard 2. »Krallen wir sie uns. Der so aussieht, als sei er aus dem Schwarzwald, hatte wohl ein paar Steaks zu viel. Der gehört mir.«

Mir wuchsen zwei weitere Arme, mit denen pflasterte ich den Rettungsweg aus dem Schlick, als bekäme ich dafür einen Preis bei »Deutschland sucht den Superstraßenbauer«. Dann kam der große Moment. Rolf pflanzte sich hinters Steuer. Zuerst schien es, als ob unsere Plackerei umsonst gewesen wäre. Das Auto zitterte, aber bewegte sich nicht von der Stelle. Doch auf einmal nahm es Fahrt auf, und wie auf Schienen fuhr Rolf aus dem Schlick. Als ich mich umwandte, sah ich zwei Leoparden Tränen der Enttäuschung vergießen. Ich zeigte ihnen den Finger. Das heißt, ich wollte es, aber über meinen Körper zog sich eine Schicht Dark Soil, klebrig wie Leim, fest wie ein Panzer.

Richard reichte mir sein Buschmesser. »Das Zeugs geht nur damit ab«, sagte er.

Ich schüttelte den Kopf. »Wegen Wolfis Velourssitzen habe ich keine Bedenken«, sagte ich und kletterte in den Wagen. »Los geht's. Gen Osten, die Sonne putzen!«

Das wollte ich schon seit meiner frühesten Kindheit einmal sagen.

4

Vom Nyae Nyae Conservancy nach Omaruru

Der neunzigjährige Eberhard von Koenen weist uns in das Geheimnis namibischer Heilpflanzen ein. Beim Heiler Dr. Mutindi Kuvare vom Volk der Herero lernen wir seine Patientinnen vom Stamm der Himba kennen. Sie legen Hunderte von Kilometern durch die Wüste zurück, um sich von ihm behandeln zu lassen. In Windhuk kommt es zu einem folgenschweren Raubüberfall.

Wie alt ist er?«, fragte Rolf.
»Neunzig – oder ein bisschen darüber. Bei seinem abenteuerlichen Leben weiß er's vielleicht selbst nicht.«

Wir fuhren durch eine Landschaft, die wie eine Abfolge riesiger Suppenschüsseln aussah. Es ging bergab in die erste Schüssel, kilometerweit schnurstracks geradeaus, anschließend bergauf. Dann folgte die nächste. Auf dem Schüsselgrund wuchs gelbes Steppengras. Hin und wieder lagen Felsbrocken in allen Farbschattierungen von Ocker bis Schwarz wie von Riesenhand verstreut herum. Darüber spannte sich ein kornblauer Himmel. Keine Spur war mehr von den Wolken der letzten Tage zu sehen; der Regen nicht mehr als eine vage Erinnerung. Das ganze Land glänzte wie vom Meister Proper rausgeputzt, und ich konnte nicht genug bekommen von der Intensität der Farben, die automatisch für gute Laune sorgten. Wenn es in Deutschland wintergrau ist, liege ich meist mit einer Depression im Bett – auf dem Kopf eine Zipfelmütze, die Decke bis ans Kinn gezogen. Dann trinke ich heiße Milch mit Honig und will Urmel-Bücher lesen. Vielleicht bin ich deshalb so viel unterwegs, weil dieses Wetter in Deutschland von September bis Mai anhält.

»Wie alt ist er?«

Ich hatte einen Punkt über dem Lenkrad fixiert, irgendwo am Ende der Suppenschüssel, und steuerte tagträumend auf ihn zu. Rolf riss mich aus den Betrachtungen über die Eigenarten unseres Daseins.

»Neunzig«, antwortete ich. »Schreib's dir auf.«

»Kaum zu glauben.«

Er hatte recht. Trotz seines Methusalemalters führte Eberhard von Koenen noch immer das Leben eines Abenteurers.

Um ihn zu treffen, mussten wir über Omaruru fahren, ein Städtchen im Herero-Gebiet. Auch hier hatten deutsche Missionare und Kolonialherren ihre Spuren hinterlassen. Der Missionar Gottlieb Viehe übersetzte 1874 in Omaruru das Neue Testament in die Herero-Sprache, was zur Folge hatte, dass die meisten Herero den christlichen Glauben annahmen. Was Hauptmann Viktor Franke von der deutschen Schutztruppe 30 Jahre später nicht daran hinderte, unter ihnen ein furchtbares Gemetzel anzurichten.

Im schlauen Buch, welches ich bei mir trug, stand: »Seit 1936 gibt es in Omaruru elektrisches Licht. Seither hat sich wenig verändert.« Mich beschlich das Gefühl, dass der Autor dies als Nachteil empfand. Mir ging es anders. Von der ersten Minute an schloss ich Omaruru ins Herz. In seinen wenigen Straßen waren Menschen unterwegs, die beneidenswert gelassen wirkten. Ich schlenderte durch das Städtchen und freute mich an den vielen rostfreien und bunten VW-Käfern. Als ich ein Schild mit der Aufschrift »Dampfbäckerei« sah, trat ich ohne Zögern ein. Das war ein Fehler, denn das Innere des Ladens nahm eine Theke ein, in der neben Käsekuchen, Linzertorte, Frankfurter Kranz und zahlreichen anderen Köstlichkeiten eine ausgewachsene Schwarzwälder Kirschtorte stand. Mir lief das Wasser im Mund zusammen, und obwohl ich mir geschworen hatte, dass kein Leopard der Welt mehr über mich lachen sollte, nur weil ich ein paar

Pfunde zu viel auf die Waage brachte, sprach ich die unvermeidlichen Worte aus.

»Ist die echt?«, fragte ich die Dame hinter der Theke, die dank ihres Leibesumfangs auch für Freude unter den schlauen Katzen gesorgt hätte.

»So echt wie Sie und ich«, antwortete sie.

»Erzählen Sie mir nichts über Schwarzwälder Kirschtorten«, sagte ich. »Hier steht ein Experte vor Ihnen. Geben Sie mir ein Stück. Nicht zu klein.«

Sie gab mir ein Stück, und es war nicht zu klein. Was soll ich sagen? Das war verdammt noch mal die beste Schwarzwälder Kirschtorte, die ich jemals in Afrika gegessen hatte. Es war auch die erste Schwarzwälder Kirschtorte, die ich in Afrika gegessen hatte. Die verständnisvolle Dame gab mir noch ein Stück, natürlich nicht zu klein, und so ging es weiter, bis ich die Torte verputzt hatte. Danach wankte ich die Frankestraße zum Franke-Turm hoch. Mir war schlecht, und ich wusste nicht, ob es von der Torte kam oder von dem Gedanken, dass dem elenden Herero-Mörder mit Straßennamen gehuldigt wurde.

Mittlerweile wechselt die Regierung Namibias nach und nach die deutsche Beschilderung von Straßen und Plätzen aus, und ich habe manchen Landsmann, bei dem noch immer der tausendjährige Kalender im Herrgottswinkel hängt, darüber klagen hören. Ich dagegen habe nicht die geringste Lust, in Afrika durch eine Bismarckstraße zu spazieren, den Moltkeplatz zu überqueren, um dann in die Adolf-Krupp-Straße einzubiegen.

Der Nachmittag rückte heran, und Rolf schlug vor, im Hotel Staebe Kaffee zu trinken.

»Ich habe gehört, die haben prima Kuchen«, sagte er.

»Schwarzwälder Kirschtorte soll es auch geben. Was sagst du dazu?«

»Dazu sage ich ›Nein danke!‹«, antwortete ich. »Geht ihr nur mal alleine, ich kaufe solange ein.«

Für diese Selbstlosigkeit erntete ich erstauntes Kopfschütteln. (»Ist er krank? Verzichtet auf Schwarzwälder Kirschtorte. Er ist krank!«). Ich zog los, um unsere Besorgungen zu erledigen. Wir hatten vor, zum Brandberg zu fahren, mit 2574 Metern der höchste Gipfel Namibias. Dort im Damaraland – eine steinige Wüstengegend, die sich nördlich von Walvis Bay bis nach Angola zieht – wollten wir mit einem berühmten traditionellen Heiler zusammentreffen. Doch zuvor stand der Abstecher zu Eberhard von Koenen auf dem Plan, dem sagenumwobenen Arzt, Heilpraktiker, Maler, Buchautor und besten Kenner der Heilpflanzen Namibias.

»Wie alt, sagtest du?«, fragte Rolf.

»Neunzig Jahre!«, antwortete ich und fuhr durch ein Schlagloch, um sein Erinnerungsvermögen aufzumöbeln. »Ob wir das auch schaffen?«

»Wenn ich so alt werden will«, sagte Rolf, »darf ich nicht länger mit dir in einem Auto sitzen. Du fährst einen Stiefel zusammen.«

Ich drehte am Lenkrad und umkurvte das nächste Loch. Manchmal lebt es sich mit Gedächtnisschwund ohnehin angenehmer.

Sein halbes Leben lang war Eberhard von Koenen als Arzt in Windhuk tätig gewesen. Und sein halbes Leben lang kamen Mütter mit ihren Kindern zu ihm, die weder ein noch aus wussten.

»Ihre Kinder wurden nicht mehr gesund«, erzählte er mir. »Schuld daran war Antibiotika.«

Wir waren gerade auf Eberhards Farm Omburo angekommen, die ein paar Stunden westlich von Omaruru lag, da machte er schon Tabula rasa. Der Verfasser des wichtigsten Standardwerks über Heil- und Giftpflanzen des südwestlichen Afrikas war kein Freund der langen Vorrede. Ich hatte sein Buch zu Hause studiert. Über 25 Jahre hatte Eberhard an ihm gearbeitet. Dafür erforschte er mehr als 600 Heilpflanzen und reiste zu den traditionellen Heilern, Medizinmännern, Zauberdoktoren und Kräuterkundigen aller ethnischen Gruppen des Landes. Seine Erfahrungen schrieb er auf, und die wichtigsten Pflanzen zeichnete er mit Tusche nach. Noch am selben Nachmittag konnte ich miterleben, wie Eberhard in einer stundenlangen Sitzung akribisch die Verästelungen eines *Boscia albitrunca* auf Papier festhielt.

»Aus den Früchten dieses Baumes kannst du Bier brauen«, sagte er. »Die Wurzel gibt einen guten Kaffee-Ersatz. Und mit dem Extrakt lassen sich Lebensmittel konservieren.«

»Neunzig, stimmt's?«, flüsterte Rolf mir ins Ohr.

Ich nickte stumm.

Und Eberhard sagte: »Übrigens, für mich braucht ihr kein Wasser mitzunehmen. Ich trinke nie etwas, wenn ich in der Wüste bin.«

Das Herero-Dorf lag auf einem sonnendurchglühten Plateau in der Nähe des Brandbergs. Vor 120 Millionen Jahren war hier ein Vulkan gewesen, und ich hatte das Gefühl, dass direkt unter meinen Füßen noch immer die Lava kochte. Auch die Khoi San lebten lange Zeit in dieser Gegend, wovon über 48 000 Felsmalereien Zeugnis ablegen. Eine der bekanntesten ist die »Weiße Dame«, deren Alter mit Hilfe der chromatographischen Bindemittelanalyse erst kürzlich auf 1500 Jahre datiert wurde.

Wir fuhren ins Dorf, und was ich sah, gefiel mir nicht. Es war eine Ansammlung von Hütten aus Stroh, Holz und Wellblech. Ein paar verrostete Autos hier und dort, ein Laden mit dem Schild Bottle Store über einem türlosen Eingang, davor ein Haufen Abfall mit jeder Menge leerer Flaschen. Doch die Bewohner stellten sich als nette Leute heraus, die sich freuten, dass wir Abwechslung in ihren tristen Alltag brachten. Vom großen Meister, dem traditionellen Heiler Dr. Matheus Mutindi Kuvare, war nichts zu sehen.

»Das ist normal«, sagte Eberhard. »Das Versteckspiel gehört mit zur Zeremonie.«

So saßen wir in der prallen Sonne, denn es gab nichts, was Schatten spendete, und hielten Maulaffen feil. In meinem Kopf brodelte eine Masse von der Konsistenz eines Hefeteigs, und so war es kein Wunder, dass ich an meinem Verstand zweifelte, als wie eine Fata Morgana eine schöne Frau auf mich zukam, mich anlächelte und an mir vorbeischwebte. Sie hatte eine rotbraun glänzende Haut, kunstvoll geflochtenes Haar und trug nichts weiter als eine meisterhaft gefertigte Halskette und ein buntes Hüfttuch.

»Das war doch eine Himba«, sagte ich. »Wie kommt sie hierher?«

Die Heimat der Himba liegt im Kaokoland im äußersten Nordwesten Namibias, mehr als 400 Kilometer entfernt.

»Zu Fuß«, sagte Eberhard. »Sie ist eine Patientin von Dr. Kuvare.«

Die Himba legten diesen langen und beschwerlichen Weg zurück, weil sie von der Heilkunst Kuvares überzeugt waren.

»Muss ärgerlich sein, wenn du so lange unterwegs bist und deine Krankenkassenkarte vergessen hast«, sagte Rolf. Er blinzelte in die Sonne. »Ich glaube nicht, dass Kuvare auftaucht. Ist doch wie bei uns. Man wartet und wartet, und wenn der Weißkittel vom Tennisplatz kommt, ist man schon tot.«

»Keine Bange«, sagte Eberhard. »Dr. Kuvare ist zuverlässig.«

Als hätte er nur auf das Stichwort gewartet, betrat der Heiler die Bühne. Ich glaubte zunächst an eine weitere Erscheinung, denn trotz der Bullenhitze trug er einen schwarzen Anzug, darunter ein blaues Satinhemd, eine silberne Krawatte und auf dem Kopf einen schwarzen Hut. In der Hand hielt er einen Spazierstock. Ich sprang auf die Füße, klopfte mir den Sand ab, und Eberhard übernahm die Vorstellungsrunde. Ich bat den Heiler, ob wir ihm bei seiner nächsten Behandlung über die Schultern schauen dürften. Er sah mich lange an, wandte sich wortlos ab und schlurfte Richtung Bottle Store davon.

»Heißt das ja oder nein?«, fragte ich Eberhard.

»Es heißt nein. Und nein bedeutet, wir müssen verhandeln«, antwortete er.

Wir folgten Matheus Mutindi Kuvare zum Bottle Store. Vor dem Laden setzten wir uns auf eine Bank. Wahrscheinlich sahen wir aus wie die alten Männer, die in *Asterix auf Korsika* vor dem Dorf hocken und ihre Kommentare über Gott und die Welt abgeben. Jedenfalls strömte viel Volk herbei und fand es lustig, während Dr. Kuvare eine Rede hielt, von der ich nichts verstand.

»Er will Geld«, übersetzte Eberhard von Koenen.

Dagegen war nichts einzuwenden. Das System traditioneller Heilung funktioniert so: Alle, die kein Geld haben, müssen nichts bezahlen. Die anderen bezahlen mehr. Und für afrikanische Verhältnisse waren wir natürlich reich. Trotzdem schwieg ich. Auch das gehörte zur Verhandlung.

Im Schwarzwald, meiner Heimat, gab es bis Anfang des 20. Jahrhunderts die Heiler des Waldes, die man »Sympathiedoktoren« nannte. Das waren Bäuerinnen und Bauern, deren Wissen über Kräuter und Heilpflanzen häufig die letzte Hoffnung kranker Menschen in den abgelegenen Gehöften war. Sie heilten durch »Sympathie«, also durch Anteilnahme und durch Handauflegen. Diese Praktiken finden wir noch heute bei Gesundbetern und Schamanen in Asien, Afrika und Südamerika. Es ist dem Pfarrer, Volkskundler und Revolutionär Heinrich Hansjakob zu verdanken, dass wir noch etwas über die Sympathiedoktoren wissen. In seinem 1888 erschienenen Buch *Wilde Kirschen* widmete er ihnen einige Kapitel. Um über sie schreiben zu können, nahm er beschwerliche Fahrten in das damals kaum zugängliche Gebirge auf sich. Er hielt die Leistungen der Sympathiedoktoren fest, »weil sie in manchen Fällen mehr Erfolg hatten als die studierten und examinierten Mediziner«. Diese Einsicht ist erstaunlich, da sich die Kirche ansonsten nicht mit Verständnis für Hokuspokus dieser Art auszeichnet. Das war auch Hansjakob klar: »Man wird natürlich sagen, es sei eine Schande, dass ein katholischer Pfarrer dem Aberglauben das Wort redet.« Und obwohl ihm deshalb der Wind kalt ins Gesicht blies, blieb Hansjakob zeit seines Lebens ein Querdenker in Sachen alternative Heilung. Einer wie er würde der Kirche auch heute gut zu Gesicht stehen:

»Wenn man mit Kopfschütteln und Unglauben die Dinge, welche man nicht begreift, aus der Welt schaffen könnte«, schrieb er, »gäbe es schon längst keinen Gott und kein Geheimnis mehr.«

Heinrich Hansjakob stammte aus Haslach im Kinzigtal, und meine Großmutter, selbst eine Haslacherin, hatte ihn noch gekannt. Immer wieder hatte sie mir von dem »riesenhaften Kerl in der schwarzen Soutane und mit dem Schlapphut der badischen Revolutionäre auf dem Kopf« erzählt. Mich faszinierten seine Berichte über eine Heilkunst, die im anbrechenden Chemiezeitalter verloren gegangen ist.

»Geld ist okay«, sagte ich nach der gebührenden Pause. »Wie viel soll's sein?«

»Das weiß er nicht«, sagte Eberhard. »Es kommt darauf an. Man wird sehen.«

Wer in Afrika unterwegs ist, darf sich nicht über kryptische Aussagen wundern. Eine Zeit lang schwiegen wir wieder. Ich genoss es, an diesem Ort am Ende der Welt zu sein, zu dem Bruce Chatwins berühmte Frage passen würde: »Was zum Teufel mache ich hier?«

Warum ich ein Faible für solche Plätze habe, weiß ich nicht. Aber ich bin gerne irgendwo, wo mich das Gefühl beschleicht, dass die Zeit stehengeblieben ist. Genau das passierte, die Zeit blieb einfach stehen – und das sagt einer, dessen Vorfahren als Schwarzwälder Uhrmacher sich der Versklavung der Menschheit durch die Erfindung des mechanischen Weckers verdient gemacht haben.

Ich kann nicht sagen, wie lange unsere Meditation vor dem Bottle Store dauerte, aber irgendwann ergriff Dr. Kuvare das Wort.

»Er meint, es geht in Ordnung«, übersetzte Eberhard. »Du darfst zusehen.«

Ich weiß nicht, was den Ausschlag gegeben hatte. Der Heiler erhob sich, Eberhard ebenfalls und ich auch, denn man will nicht unhöflich sein. Wie auf Befehl traten fünf Himba-Frauen heran, darunter die schöne Fee von vorhin. Dr. Kuvare signalisierte uns, ihm in den Bottle Store zu folgen.

Wir drängelten uns in den Laden vor eine Theke, die aus

wenigen Brettern zusammengenagelt worden war. Dahinter duckte sich ein Regal unter der niedrigen Decke, in dem ich außer ein paar Konserven, einigen Schnapsflaschen, ein halbes Dutzend Büchsen Bier und einer Dose Bonbons nichts entdecken konnte. Dr. Kuvare stand hinter der Theke und legte einen zerbrochenen Taschenspiegel und einen Kuduschädel darauf. Er winkte die Himba-Frauen zu sich. Sie hatten bis jetzt fröhlich miteinander geplappert, doch auf einmal wurden sie still. Etwas wie Furcht hing in der Luft. Dann ging alles ganz schnell. Dr. Kuvare schlug meiner schönen Fee mit dem abgeflachten Ende des Kuduschädels kräftig auf die Stirn. Dann hob er ihren rechten Busen, hieb den Schädel auf den Brustkorbknochen darunter und wiederholte die Prozedur auf der linken Seite. Es klang dumpf, und ich dachte, jetzt mach mal halblang, das tut doch weh. Er hielt ihr den Schädel vor den Mund, und sie blies zweimal darauf. Anschließend geschah dasselbe nochmals. Dann waren die anderen Frauen an der Reihe, und das war es auch schon.

Dr. Kuvare erhob sich, und ich merkte, wie er zitterte.

»Was passiert jetzt?«, flüsterte ich Eberhard von Koenen ins Ohr.

»Nichts«, sagte er. »Ende der Vorstellung.«

Die Nacht verbrachten wir in der Nähe des Dorfes. Eberhard von Koenen hing seinen Gedanken nach und hatte keine Lust, sich zu unterhalten. Das war mir recht, denn mich ließ das Gefühl nicht los, Zeuge von etwas Außergewöhnlichem geworden zu sein. Ich lag auf dem Rücken, sah in die Sterne und dachte darüber nach, dass ich aufgebrochen war, um Antworten auf Fragen zu finden. Mittlerweile hatte ich das Gefühl, mehr Fragen als Antworten zu haben. Aber so ist das immer. Früher hatte ich auch geglaubt, dass ich die Welt besser kennenlerne, je mehr ich unterwegs bin. Inzwischen bin ich zu der Überzeugung gelangt, das Gegenteil ist der Fall. Wir glauben, Bescheid zu wissen, weil wir im 21. Jahrhundert leben. Aber das wirkliche Leben lässt sich nicht durch das Internet transportieren.

Am nächsten Morgen kehrten wir ins Dorf zurück. Wir warteten wieder ein paar Stunden, in denen ich umherspazierte, mich mit den Leuten in der internationalen Zeichensprache über Gott und die Welt austauschte und mit Kindern spielte. Dann tauchte Dr. Matheus Mutindi Kuvare auf und ließ uns wissen, dass wir ihn ins Krankenhaus begleiten sollten.

Ins Krankenhaus?

Warum hatte mir keiner gesagt, dass es hier ein Krankenhaus gab? Warum hatte die Behandlung gestern im Schnapsladen stattgefunden? Einigermaßen verwirrt fuhren wir hinter dem Meister der großen Zeremonie her. Ein schönes Bild: Unter stahlblauem Himmel schritt Matheus Mutindi Kuvare würdevoll aus dem Dorf. Er hatte ein paar Herero-Frauen an seiner Seite, von denen jede gut und gerne 100 kg auf die Waage brachte. Dann folgten wir im Auto. Hinter uns kam die Einwohnerschaft des Dorfes. So näherten wir uns dem Krankenhaus.

Es lag ein paar Kilometer außerhalb des Dorfes, war drei mal vier Meter groß und wäre woanders nicht einmal als Ziegenstall durchgegangen.

»Jetzt bin ich aber gespannt«, sagte Rolf.

Er nahm mir die Worte aus dem Mund. Was soll ich sagen, wir wurden nicht enttäuscht.

Wir zwängten uns in die Hütte: Dr. Kuvare, Eberhard, Rolf, die Herero-Frauen und eine der Himba-Frauen. Ich hätte gerne ein Schild an die Tür gehängt – »Wegen Überfüllung geschlossen« –, aber es gab keine Tür. Es gab nur ein Loch in der Wand, durch das wir hineinkletterten. Drinnen war es stockdunkel, und ich gab Bigy ein Zeichen, mit einem Reflektor ein wenig Sonnenlicht ins Innere zu lenken. Jetzt konnte ich wenigstens sehen, was vor sich ging.

Dr. Kuvare setzte sich an einen kleinen Tisch. Er legte seinen Spiegel und den Kuduschädel darauf und schloss die Augen. Er wirkte konzentriert. Plötzlich deutete er auf Bigy und murmelte etwas.

»Was sagt er?«, flüsterte ich Eberhard ins Ohr.

»Du kannst dich zwar hinter dem Schild verstecken. Aber ich sehe in dein Herz hinein.«

Auch Eberhard hatte geflüstert, und ich war mir sicher, dass Bigy nichts von all dem verstanden hatte. Später sagte sie mir, dass sie auf einmal ein ganz eigenartiges Gefühl gehabt habe und am liebsten davongerannt wäre.

Wieder murmelte Dr. Kuvare etwas, und Eberhard übersetzte: »Ich werde also Blut nehmen.«

Mein lieber Herr Gesangsverein, dachte ich, und zu mehr kam ich nicht. Dr. Kuvare erhob sich, nahm den Unterarm der Himba-Frau und drehte ihn zu sich. Mit einem schmalen Metallstift fuhr er kreuzweise über die Haut. Ich konnte schmale weiße Striche erkennen. Dann bohrten sich seine Finger wie Klammern in den Arm. Er hob ihn an die Lippen und begann, heftig daran zu saugen. Ich sah in das Gesicht der Himba-Frau, sie wirkte nicht überrascht. Nach einer halben Minute ließ Dr. Kuvare den Arm los und spuckte gut einen Viertelliter Blut auf den Boden. Eine der Herero-Frauen reichte ihm eine Flasche Wasser, und er spülte seinen Mund aus. Ich sprang auf, um mir den Arm der Himba-Frau anzuschauen, doch da war nichts zu sehen, nicht die leiseste

Spur eines Kratzers. Auch die weißen Striche waren verschwunden.

Dr. Kuvare setzte sich, klopfte mit dem Stift auf den Spiegel und schwieg mehrere Minuten lang. Dann sagte er etwas, eine der Herero-Frauen reichte ihm ein Säckchen, aus dem er Wurzelextrakte nahm und sie der Himba-Frau reichte. Dabei murmelte er Beschwörungen, und Eberhard flüsterte mir: »Sie leidet unter einer Nervenkrankheit. Er bespricht den Geist in ihr und bekämpft ihn mit Omumena-Kräutern.«

Als Dr. Kuvare aufstand, konnte ich sehen, dass er wieder zitterte.

»Ende der Vorstellung?«, fragte ich leise.

»So ist es«, antwortete Eberhard.

»Kannst du fragen, ob ich ihn interviewen darf?«, fragte ich.

Die Antwort kam prompt.

»Dr. Kuvare ist einverstanden. Er sagt, dafür bist du doch gekommen.«

Was mich mein Leben lang antreibt, ist die Neugier. Ich wuchs in Schramberg im Schwarzwald auf, einem schönen Ort in einem tiefen Tal. Wenn ich als kleiner Pimpf aus dem Fenster sah, blickte ich auf hohe Berge, bewachsen mit dunklen Tannen. Ich fragte mich, was kommt hinter diesen Bergen. Irgendwann fand ich heraus: mehr Berge. Ich fragte mich, was kommt hinter denen, und so ging das weiter und weiter, bis irgendwann die Berge aufhörten, und neue Landschaften folgten. Die Fragerei hörte trotzdem nicht auf. Und für den Fall, dass es trotzdem mal nichts mehr zu fragen gibt, habe ich Plan B entwickelt.

Plan B ist: Ich fange von vorne an.

Doch solange ich auf Menschen treffe wie Dr. Matheus Mutindi Kuvare, wird es nicht langweilig werden. Mir war klar, dass wir bis jetzt einer Inszenierung beigewohnt hatten. Ich verstand den Sinn der Handlung nicht, aber mal ehrlich, das tue ich im Theater selten. Ich war auch sicher, dass mir Dr. Kuvare etwas zu sagen hatte, ansonsten hätte er sich nicht die Zeit für uns genommen. Ich war neugierig, was es war.

Dr. Kuvare, Eberhard und ich machten es uns in der kleinen Hütte bequem, die tatsächlich das Krankenhaus der Gegend war. Die Behandlungen im Bottle Store nahm er vor, weil es bequemer zu erreichen war. Es spielte auch keine Rolle, denn einen Unterschied zwischen beiden Räumlichkeiten gab es nicht. Während wir uns unterhielten, konnte ich seine Achtung vor Eberhard von Koenen spüren. So unterschiedlich die beiden Männer waren, sie zogen am selben Strang: Beide traten dafür ein, dass das uralte Wissen traditioneller Heilkunst nicht auf dem Altar des Kommerzes geopfert wird. Wie sich herausstellte, besaß Dr. Kuvare eine staatliche Approbation, ohne die er nicht praktizieren durfte. Seine Ausbildung hatte acht Jahre gedauert, anschließend war er durch viele Länder Afrikas gereist, um seine Kenntnisse über die heilende Wirkung von Pflanzen zu vertiefen.

»Eine Blutabnahme wie diese«, sagte er, »macht im Zeitalter von HIV keinen Sinn. Aber ich kenne die Patientin und weiß, dass sie den Virus nicht trägt. Ich wollte dir zeigen, dass es Möglichkeiten jenseits eures Wissens gibt. Das war nur ein kleiner Teil.«

Ich fragte ihn nach seiner Arbeitsweise.

»Im Spiegel lese ich die Krankheitsgeschichte und die Symptome des Patienten. Es gibt traditionelle Heiler, die nur wenige Kenntnisse über die Anatomie des menschlichen Körpers haben. Ich setze auf die Symbiose unserer Kulturen:

Was ihr wisst und was wir wissen, müssen wir zusammenbringen.«

Tatsächlich gibt es verschiedene Arten traditioneller Heiler in Afrika. Neben den Medizinmännern, die im gesellschaftlichen Leben eine entscheidende Rolle spielen, sind auch Wahrsager und Schwarzzauberer am Werk. Diese können dank ihrer magischen Kräfte anderen Menschen Unheil bringen. Es ist kein Geheimnis, dass in den von HIV zerrütteten Ländern Afrikas noch heute die blödsinnigsten Theorien kursieren. Noch immer glauben viele Männer, dass sie das Virus loswerden, wenn sie mit einer Jungfrau Geschlechtsverkehr haben. Das ist auch kein Wunder, weil selbst die politische Elite wenig dazu beiträgt, um die Leute aufzuklären. So empfahl die Gesundheitsministerin von Südafrika Knoblauch und Olivenöl gegen Aids. Vizepräsident Jacob Zuma, der sich in einem Vergewaltigungsprozess vor Gericht verantworten musste, riet nach dem Geschlechtsverkehr mit einem HIV-positiven Partner zu einer heißen Dusche. Selbst Präsident Mbeki leugnet jeden Zusammenhang zwischen dem HI-Virus und Aids. Und so gab ich Dr. Matheus Mutindi Kuvare recht, als er sagte: »Die Welt hat noch viel zu lernen. Wir von euch. Ihr von uns. Warum lernen wir nicht gemeinsam?«

Ich wusste, was er meinte: Drei Jahre zuvor hatte ich einen Bandscheibenvorfall im Halswirbelbereich. Der Orthopäde schickte mich nach zehn Sekunden Analyse zum Physiotherapeuten. Dieser steckte mich in eine Vorrichtung, ähnlich derer, die man im Foltermuseum sieht. Hätte ich mich nach einer Viertelstunde Tortur nicht selbst befreit, säße ich heute im Rollstuhl und nicht beim Gespräch mit einem Heiler, der die Versöhnung der Welt anstrebte.

Als wir am Abend ums Lagerfeuer hockten, erzählte ich Eberhard davon. Er lachte.

»Traditionelle Heiler arbeiten anders. Sie beschäftigen sich intensiv mit jedem Patienten«, sagte er. »Dein Doktor zu Hause nimmt sich aber nicht die Zeit, um eine Erstkonsultation zwei oder drei Stunden dauern zu lassen. Doch nur die genaue Kenntnis der Biographie des kranken Menschen ermöglicht es, zum Ursprung des Symptoms vorzudringen. Erst dann kann man es behandeln.«

»Wie soll das funktionieren?«, fragte ich. »Die meisten Ärzte, die ich kenne, liegen nicht auf der faulen Haut. Trotzdem geht es in ihren Wartezimmern zu wie auf dem Hauptbahnhof. Sie hasten von einer Behandlung zur nächsten wie Roboter.«

Eberhard rieb Daumen und Zeigefinger aneinander. »Das ist der Grund. Vieles wäre anders, wenn man nicht die uralten, tausendfach erprobten Heilmittel aus dem Handel nehmen würde. Dafür sorgt die Pharmaindustrie. Und das, obwohl Ärzte und Patienten nach solchen Heilmitteln verlangen. Dagegen müssen sich die Menschen endlich wehren.«

Das Feuer knisterte, und ich vergaß, von meinem Bier zu trinken. Rolf beugte sich zu mir.

»Neunzig, nicht wahr?«, sagte er leise.

In den Flammen tanzten afrikanische Götter. Ndjambi Karunga, die höchste Gottheit der Herero und Himba. Kalunga, der Gott der Ambo, und Mvalinquangi, der mächtige Lichtgott der Zulu. Die Antennen afrikanischer Heiler, sagt man, reichen bis in die Sphären dieser Wesen. Ärgert sich der Gott über das Betragen der Menschen – und er muss sich häufig ärgern –, schickt er Unwetter, Insektenplagen, Epidemien und Krankheiten. Dann kann nur noch der traditionelle Heiler vermitteln und helfen.

Ich wage nicht, daran zu denken, was mein Orthopäde sagen würde, wenn ich ihm klarmachen wollte, dass mein kaputter Meniskus nicht von 20 Jahren Handballspielen kommt, sondern mir von den Göttern geschickt wurde, weil ich mich danebenbenommen habe. Vermutlich stünden kurz darauf die Herren mit der Jacke, die man auf dem Rücken zuknöpft, vor der Tür.

»Eberhard«, sagte ich, »du bist kein Springinsfeld mehr. Mit deinen Ansichten kämpfst du gegen Windmühlen. Wird dir die Sache nicht zu viel?«

»Nein«, antwortete er. »Wenn du eine Aufgabe hast, kennst du keine Müdigkeit.«

»Bei mir«, sagte Wolfi, »bricht keiner ein.«

Wir waren nach Windhuk zurückgekehrt, um Vorbereitungen für die nächsten Wochen zu treffen. Jetzt sollte es Richtung Süden gehen, und dazu brauchten wir ein neues Fahrzeug. Außerdem Lebensmittel, Gas für den Ballon und jede Menge anderer nützlicher Sachen. Vor allem brauchten wir nach der Hitze im Damaraland ein frisches Bier, und dazu bot sich das Lokal *Joe's Beerhouse* in der Nelson Mandela Avenue an. Da geht es zu wie beim Bockbieranstich auf dem Münchner Nockherberg, nur dass die Haxen nicht vom Schwein, sondern vom Gamsbock stammen. Alles in allem war das der ideale Ort für Leute wie Wolfi, um uns sein neues Sicherheitskonzept zu erklären. Was wir erlebt hatten, kümmerte ihn nicht, da er zu beschäftigt war, Pläne auf dem Tisch auszubreiten und Volksreden zu schwingen.

»Hier, Starkstrom. Das wird den Kuffnucken auf die Sprünge helfen. Ich zeig ihnen, wer die Hosen anhat.«

Ich wandte mich ab, widmete mich den Bergen von Fleisch vor mir, dachte an die Khoi San und hatte plötzlich keinen Appetit mehr. Ich hatte gleich nach unserer Ankunft einen Kleiderspendenaufruf in die Heimat geschickt. Meine Frau würde die Sammlung organisieren und nach Südafrika schicken. Von dort wollte ich alles nach Namibia fahren, um es Johan zukommen zu lassen.

Außerdem hieß es Abschied nehmen: Am folgenden Tag flog Richard nach Hause, und obwohl wir die Operation »Ballonfahrt« nicht mit der Krone des Erfolgs geschmückt hatten, fiel ihm der Abschied schwer. Er hatte Gefallen an Land und Leuten gefunden. Uns war klar, ohne seinen Expertenbeistand würden wir es in Zukunft noch schwerer haben, das Ding in die Luft zu bringen. Außerdem war er ein begabter Auto-Ausbuddler und einfach ein patenter Kerl, so dass ich auf der Tour durch den südafrikanischen Teil der Kalahari ungern auf ihn verzichtete.

»Willst du jemanden kennenlernen«, schreibt Paul Theroux, »musst du nur mit ihm reisen.« Da hat er recht. Um den Abschiedsschmerz wegzuspülen, tranken wir noch ein Bierchen und noch eines, noch eines und noch eines. Danach fuhren wir zurück in Wolfis Hochsicherheitstrakt, und der Hausherr vergaß, die Alarmanlage einzuschalten.

Am nächsten Morgen erwachte ich aus süßem Schlummer, als es hektisch an meine Tür schlug. Es war Rolf.

»Nein!«, rief ich. »Keine Ballonfahrt!«

Aber Rolf hatte etwas anderes auf dem Herzen.

»Einbrecher«, rief er. »Die Kamera ist weg!«

Draußen im Garten stand Wolfi in einem blau gepunkteten Schlafanzug, das nahm mein auf Standby geschaltetes Gehirn als Erstes wahr. Dann sah ich den Inhalt meiner Wertsachen über den Rasen verstreut. Das heißt das wenige, was davon übrig war.

»Ich kann mir's nicht erklären, wie die reingekommen sind«, sagte Wolfi.

»Durch das Fenster, du Depp«, antwortete Rolf. Eines war eingedrückt, und innen im Haus konnte man die schmutzigen Fußspuren eines Kindes verfolgen. Ich muss sagen, das Mädchen oder der Junge hatte die Ruhe weggehabt. Die Spuren führten zum Kühlschrank, wo wir ein paar halbgefutterte Würste und eine leergetrunkene Cola fanden. Dann ging's weiter in jeden Raum. Auch neben meinem Bett hatte das Kind haltgemacht, mir beim Schlafen zugesehen und sich dabei wahrscheinlich ins Fäustchen gelacht. Dann hatte es alles, was irgendwie wertvoll aussah, nach draußen gereicht, wo ein paar fleißige Helfer aussortierten: Das Gute ins Kröpfchen, der Rest auf den Rasen. Ins Kröpfchen wanderte unter anderem die Kamera. Wir hatten am Abend zuvor Material überprüft und sie danach nicht in die mehrfach verriegelte Gefängniszelle gebracht.

»Die Kuffnucken«, sagte ich, »sind wir selbst.«

Draußen konnte man anhand von abgebrochenen Zweigen und zertrampelten Blumen sehen, wie die Einbrecher sich über den Teil der Mauer davongemacht hatten, wo dem Hausherrn der Stacheldraht ausgegangen war.

Wir riefen die Polizei an, die Stunden später drei Mann hoch anrückte. Sie durchsuchten alles, nahmen Fingerabdrücke, erklärten uns, was wir schon wussten, und ihren Gesichtern konnte ich ansehen, was sie dachten: »Kuffnucken. Selbst schuld. Nächstes Mal weniger saufen.«

Sie hatten recht. Oder auch nicht. Natürlich ist es kein Wunder, dass dort, wo die Schere zwischen Arm und Reich immer größer wird, die einen von den anderen Methoden der Selbstbedienung abschauen. In Städten wie Windhuk läuft das in der Regel so: Die schwarzen Hausangestellten,

Köchinnen oder Gärtner kehren nach ihrem Arbeitstag in den weißen Villen in die Townships zurück. Der größte von Windhuk heißt Katutura, was so viel bedeutet wie »der Ort, wo wir nicht leben wollen«. Dort werden sie von Gangs und manchmal auch einfach von Verwandten und Bekannten zur Herausgabe von Informationen genötigt. Zum Beispiel, dass Kuffnucken wie Wolfi vergessen, die Alarmanlage anzustellen. Ein paar Stunden später fährt ein Lieferwagen vor, und wenn man Glück hat, sind es nur materielle Dinge, die dann fehlen. In unserem Fall wog am schwersten, dass das Filmmaterial der letzten Tage mitsamt der Kamera verschwunden war. Als das Telefon klingelte, konnte ich sehen, wie gut diese Diebe organisiert waren.

»Da ist einer dran«, sagte Wolfi, »der euch die Kamera zum Rückkauf anbietet. Er will 5000 US-Dollar.«

Die Kamera war weitaus mehr wert. Sie war sogar so teuer, dass kein Dieb etwas mit ihr anfangen konnte. Eine Amateurkamera lässt sich auf dem Schwarzmarkt verhökern, unsere jedoch nicht. Deshalb der Anruf.

Es gibt Tage, da sollte man gar nicht erst aufstehen. Heute war so ein Tag. Wir schickten einen »Vertrauten« von Wolfi mit 2000 US-Dollar los. Um es kurz zu machen: Die Kamera sahen wir nie wieder. Das Geld auch nicht. Dafür legte Wolfi neue Skizzen auf den Tisch.

»Kann ja mal passieren«, sagte er. »Aber ich habe Pläne. Bei mir bricht keiner mehr ein.«

Ich bin mir sicher, dass die Korsen aus dem Feiern nicht mehr rausgekommen sind, nachdem sie den Bäcker in die Wüste geschickt hatten.

5

Durch die Kalahari nach Askam

An der namibisch-südafrikanischen Grenze hören wir von einer wilden Verfolgungsgeschichte. Die Khoi San von Askam nahe der Grenze zu Botsuana versuchen, im Spannungsfeld zwischen traditionellem Dasein und der Neuzeit zu überleben. Wir lernen die Geschichte der Hoodia kennen, einer kaktusähnlichen Pflanze, die die weltweite Gier der Pharmaunternehmen auf die Pflanzen der Wüstenapotheke eröffnet hat.

Ich fahre liebend gerne Auto. Das steckt mir in den Genen, denn mein Vater war Fernfahrer gewesen und hat in seinem Berufsleben gut und gerne drei Millionen Kilometer zurückgelegt. Unfallfrei und auf einer Arschbacke, wie er zu sagen pflegte. Er fuhr Möbel, 38 Jahre lang, für eine einzige Firma. Deren Personalleiter stellte eines Tages einen Jungspund ein, der im BWL-Seminar das Wort »Outsourcing« gehört hatte, und das wollte er jetzt ausprobieren. Die Firma schmiss meinen Vater raus, und alle anderen Fahrer gleich mit, und ließ die Arbeit von einer Spedition erledigen. Mein Vater und seine Kumpels stammen aus der Generation »Aufbau« und pflegten die irrige Annahme, dass sie am Ende ihres harten Arbeitslebens ein Dankeschön erhalten würden und eine silberne Uhr. Stattdessen gab es einen Tritt in den Hintern, und das nahm sie so mit, dass sie die Sache einem Wald-und-Wiesen-Anwalt überließen, der bisher gehörnte Ehefrauen verteidigt hatte. Wahrscheinlich mit demselben Erfolg, denn die Abfindung, die sie bekamen, konnten sie an einem Abend auf den Kopf hauen. Nach einem Jahr hatte die Spedition den Karren in den Dreck gefahren, und das Outsourcing-Programm musste eingestellt werden. Der Fuhrpark wurde aufgefrischt, neue Fahrer eingestellt, doch mein Vater und seine Kumpels waren nicht darunter. Vielleicht liegt es daran, dass ich eine Abneigung gegen Besserwisser habe. Jedenfalls war ich gottfroh, als sich die natodrahtbewehrten

Tore von Wolfis Festung hinter uns schlossen. Vor uns lagen ein paar tausend Kilometer Piste, und ich freute mich darauf.

Von nun an fuhren wir einen weißen VW-Bus. Der Grund dafür war, dass es in ganz Windhuk kein anderes Fahrzeug gegeben hatte, das man Rolf anvertrauen wollte. Offenbar hatte sich herumgesprochen, dass Maschinen aller Art bei ihm die Angewohnheit hatten, sich in Einzelteile aufzulösen oder aus dem Staub zu machen, bevorzugt nach Angola. Trotzdem wäre es gut gewesen, wenn er sich vorher unter die Kiste gelegt hätte, dann wäre ihm die verschobene Achse aufgefallen. Es wäre auch gut gewesen, wenn ich mich vorher unter die Kiste gelegt hätte. Wie gesagt: Kuffnucken allesamt!

Aber noch steuerte ich vergnügt das Fahrzeug durch die Straßen von Windhuk und kam mir vor wie in der Hippie-Ära. Schließlich saß ich in einem VW-Bus, dem genialen Fortbewegungsmittel einer Generation, die ein muffiges Deutschland hinter sich lassen wollte, um herauszufinden, was hinter den Bergen kam. Zu dieser Zeit war ich noch ein Dreikäsehoch gewesen, aber ich schwöre bei der unsterblichen Musik von Greatful Dead, ich wäre mit Freude nach Indien gefahren, um bei Dope und Tantrameditation nach meinem inneren Kind zu suchen. Als ich ins richtige Alter dafür kam und auf dem Autoput in Richtung Süden kutschierte – lange Zeit die gefürchtetste Straße Europas –, konnte ich sie in Jugoslawien, Bulgarien und der Türkei sehen: VW-Busse, die auf rostigen Felgen standen, mit aufgemalten Sprüchen wie »Wanne-Eickel – Poona, Winter 1970« und »Hinter Kufstein beginnt die Freiheit«.

Gleich nach der Stadtgrenze von Windhuk in Richtung Rehoboth kamen wir an eine Straßensperre. Davon gibt es einige in Namibia, und keiner konnte mir sagen, wozu sie gut sind. Ich hielt an, und ein gelangweilter Soldat schlurfte aus seiner Wellblechbaracke, in der es unter Brüdern mindestens 98 °C hatte. Er wollte Papiere sehen, und Rolf, immer für ein Späßchen gut, gab ihm seinen Leihausweis von der Stadtbücherei. Man kann ganz schön auf die Schnauze fallen, wenn man die Leute für dumm verkauft, aber in diesem Fall hatten wir Glück. Vermutlich sah der Mann auf einen Blick, dass wir mit einer kaputten Achse unterwegs waren, und dachte sich, wer zuletzt lacht, lacht am besten.

Wir durchquerten die Auasberge mit dem zweithöchsten Gipfel Namibias, dem 2483 Meter hohen Moltkeblick. Daneben steht der Großherzog-Friedrich-Berg und etwas weiter entfernt der Kaiser-Wilhelm-Berg. Dann wird das Land flacher, und man benötigte keine weiteren Pickelhauben mehr als Namensonkel. Südlich von Rehoboth überquerten wir den Wendekreis des Steinbocks, und dann hatte ich zum ersten Mal die Gelegenheit, mein neues Spiel auszuprobieren. Das geht so: Ich merkte mir die Kilometeranzeige auf dem Tacho und maß, wie lange ich fahren konnte, ohne am Lenkrad drehen zu müssen. Am Ende der Reise stand der Rekord bei 103 Kilometer schnurstracks geradeaus. Ich habe die USA in alle Richtungen durchquert, und auch da gab es ein paar Straßen, für die das Wort »Kurve« ein Fremdwort ist. Trotzdem war das alles nichts gegen die pfeilgeraden Strecken in Namibia. Das Interessante an dem Spiel bestand darin, dass man aufpassen musste, nicht gegen den einzigen Baum zu rauschen, der irgendwann bei Kilometer 54 auftaucht und schon bedenklich viele Dellen aufweist. Diese Bäume üben eine magische Anziehungskraft auf vorbeifahrende Autos aus. Meine Empfehlung daher: Nicht am Steuer einschlafen, sondern an etwas Schönes denken. Also dachte ich an meine Frau, aber ich hätte meine Augen dabei nicht schließen sollen, auch nicht auf einer Straße ohne Kurven. Ich hörte Gehupe, schreckte auf und sah, dass ich aus alter Gewohnheit auf der rechten Spur fuhr, dabei hat sich Namibia von den Engländern überreden lassen, auf der falschen Seite zu fahren. Jede Menge Geisterfahrer kamen mir hupend entgegen. Ich beugte mich dieser Demonstration von Gewalt und scherte auf die andere Spur zurück.

»Träumst du?«, fragte Rolf.

»Och …«, entgegnete ich.

Und dann hatte ich die rettende Idee. »Ja«, sagte ich. »Vom Ballon. Wenn es uns gelingt, ihn mal so richtig fahren zu lassen …«

Das war das Stichwort. Die nächsten 300 Kilometer konnte ich so tun, als lauschte ich den Schwärmereien von Rolf. Dabei war ich im Geist zu Hause, wo meine Frau auf gepackten Koffern saß, weil sie nach Uganda reisen wollte. Was ich zu dieser Zeit nicht wusste, war, welche schicksalhafte Fügung unsere Afrikareisen noch mit sich bringen sollten.

Irgendwann, südlich von Mariental, wo Wein, Melonen und Luzerne angebaut werden, stießen wir wieder auf die Ausläufer der Kalahari. Diese Wüste ist wirklich riesig, der größte Sandkasten der Welt. Ihre 16 300 000 km² – das entspricht fast der fünfzigfachen Größe von Deutschland – verteilen sich über neun Länder. Weite Teile sind durch Sandflächen bedeckt, die manchmal mit Gras und immer wieder mit Akazien bewachsen sind. Durch ihre enorme Fläche ist sie bis heute nur unzureichend erforscht, weshalb es eine Vielzahl von Sagen und Geschichten gibt. Eine von ihnen ist die Legende der »verlorenen Stadt«. 1886 beschrieb der Amerikaner G. A. Farini in seinem Buch *Through the Kalahari Desert* die prähistorischen Überreste einer Stadt, in der reiche Gold- und Diamantenschätze auf den glücklichen Entdecker warten. Legionen von Abenteurern haben sich seither vergeblich auf die Suche gemacht. Dabei liegen die wahren Reichtümer der Kalahari ganz woanders. In dieser Wüste, wo es nur Extreme gibt – sengende Hitze, bittere Kälte, Dürre und manchmal so extreme Regenfälle, dass dort mehr Menschen ertrinken als verdursten –, hat sich die Tier- und Pflanzenwelt auf die außergewöhnlichen Lebensumstände eingestellt. Ich dachte an Eberhard von Koenen, wie er mir zum Abschied sagte: »Wir haben in Namibia eine so harte Umwelt durch die Hitze und die Trockenheit, dass unsere Pflanzen besonders starke Lebenskräfte entwickeln müssen, um sich durchsetzen zu können.«

Da gibt es zum Beispiel den Baobab, den Affenbrotbaum, der im nördlichen Teil der Kalahari wächst. Einer Sage nach war dieser Baum so schön, dass ihn der Teufel wutentbrannt ausriss und umgekehrt in die Erde steckte, so dass seine Wurzeln in die Luft ragen. Natürlich steckt das Wurzelwerk im Boden, und zwar so tief, dass es bis zu 140 000 Liter Wasser speichern kann. Deshalb dient der Baobab den Khoi San als Quelle, und nicht nur ihnen, sondern auch vielen Tieren. Elefanten brechen mit ihren Stoßzähnen die Rinde auf, um an die feuchten Fasern in seinem Inneren zu gelangen. Auf diese Weise entstehen riesige Hohlräume, die einen Baobab schon mal zum Einsturz bringen. Andere Pflanzen wie der Kameldornbaum werfen während langer Dürreperioden alle Blätter ab, um Wasser zu sparen. Dann sehen sie aus wie tot, doch kaum fällt Regen, sprießen die Blätter, und man kann dem Baum beim Wachsen zusehen. Des Weiteren gibt es erstaunliche Methusalems unter den Kalaharipflanzen, wie die Welwitschie, von der man über tausend Jahre alte Exemplare kennt. Sie ist eine endemische Sukkulente, wächst nur in

Namibia und kann in ihrem Inneren Wasser aus der Luft speichern – eine effektive Überlebensstrategie für das Leben in der Wüste.

Nach acht Stunden Fahrt und fünf Mal am Lenkrad gezupft, erreichten wir Keetmanshoop. Hier befand sich während des Ersten Weltkriegs das südliche Hauptquartier der deutschen Truppen. Wer will, kann sich das Kaiserliche Postamt anschauen oder die Missionskirche, die auf den Grundsteinen einer von der Rheinischen Missionsgesellschaft im Jahr 1866 gebauten Kapelle steht. Ich wollte weder das eine noch das andere, denn von nun an würden wir uns auf Schotter- und Sandpisten fortbewegen, und dazu musste die Ausrüstung schüttelfest verpackt werden. Danach gönnten wir uns ein Steak, dazu zwei, drei Bierchen, um den Staub der Straße runterzuspülen, und dann war Ab-in-die-Heia angesagt. Am nächsten Morgen mussten wir früh raus, auch ohne Ballonabenteuer, denn allein von Keetmanshoop bis zum Grenzübergang Rietfontein lagen 220 Kilometer Pistenfahrt vor uns.

Am nächsten Tag war ich es, der Rolf aus den Federn warf. Sobald es nicht darum ging, den Ballon aufzublasen, konnte nur wenig seinen Schlaf stören. Ich steuerte den VW-Bus über die steinharte Piste Richtung Aroab, und ich kann versichern, es gibt kaum etwas, das einem morgens um 4.00 Uhr schneller wach macht als der Aufenthalt in einem Cocktailshaker. Doch der Blick nach draußen entschädigte für die Rüttelfahrt: Das tiefblaue Firmament war von einem Gespinst leuchtend oranger Fäden durchsetzt, das sich einem Spinnennetz gleich über den Himmel zog. Die Ellbogen auf das Lenkrad gestützt, den Blick zum Himmel gerichtet, kam ich mir vor wie in Steven Spielbergs Film *Unheimliche Begeg-*

nungen der dritten Art. Dann tasteten sich die ersten Sonnenstrahlen über die Kante des Horizonts, und das Lichtnetz löste sich auf.

»Das wird ein heißer Tag«, prophezeite Rolf, der Wetterfrosch.

Es war kurz nach halb sechs, und mir standen schon Schweißtropfen auf der Stirn.

»Verdammt heißer Tag«, bestätigte ich. »Wie wär's mit einem Bierchen?«

Wir entschieden uns dann doch für Kaffee und hielten in Aroab, einem Wüstenstädtchen, in dem ich mich nicht gewundert hätte, wenn Billy the Kid um die Ecke gebogen wäre, um mir die Tasse aus der Hand zu ballern. Es gab eine Tankstelle und eine Frühstücksbar, und weil mich die Natur rief, fragte ich die liebenswürdige Besitzerin nach dem Weg zu dem Örtchen, das auch der Kaiser alleine besucht. Sie wies mit der Hand in das Innere des Hauses. Ich folgte einem dunklen Gang und stand unvermittelt in ihrer Wohnung. Die war mit einer Handvoll abgrundtief hässlicher Polstersessel möbliert. Eine Schrankwand stand herum, die ich nicht geschenkt haben wollte, und ein Kingsize-Bett, auf dem drei Teenager lümmelten. Sie hingen vor der Glotze, in der Bugs Bunny von einem Zug überfahren wurde, und kümmerten sich keinen Deut um mein Erscheinen. In aller Seelenruhe probierte ich ein paar Türen aus, bis ich die richtige gefunden hatte, und als ich wieder herauskam, wurde Bugs Bunny von einem Felsblock platt gemacht.

»Fucking shit«, sagte einer der Teenys.

Dem stimmte ich innerlich zu und machte mich auf den Weg nach draußen.

Will man skurrile Geschichten erleben, empfehle ich den Aufenthalt an Grenzübergängen. Auf einer Fahrt durch Bulgarien blieb ich drei Tage am türkisch-bulgarischen Übergang Kapikule hängen. Es war während des Jugoslawienkriegs, als Bulgarien für Hunderttausende Türken die einzige Transitstrecke auf ihrem Weg aus den Ferien in der Heimat zurück nach Deutschland war. Das erregte Unwillen in Bulgarien, und daher machte man den Durchreisenden das Leben so schwer wie möglich. Am besten gelingt so etwas an einem Grenzübergang. Kapikule war wie ein Trichter, vor dessen Ausgang sich die Autos nicht nur kilometerlang, sondern auch kilometerbreit stauten. Bewaffnete bulgarische Zöllner fanden es lustig, als die Türken in der Hitze nach und nach durchdrehten. Die Kinder heulten, die Frauen fielen in Ohnmacht, und Männer schlugen sich die Nasen blutig, weil sich der Nachbar eine Wagenlänge vorgedrängelt hatte. Seither habe ich eine Hassliebe zu Grenzstationen entwickelt.

Der Grenzübergang Rietfontein schaffte es auf Anhieb in meine Hitliste außergewöhnlicher Landesgrenzen. Er bestand aus zwei lang gestreckten Schuppen. Vor dem einen flatterte die namibische Flagge, vor dem anderen die südafrikanische. Dazwischen spannte sich ein massiver Schlagbaum über die Schotterstraße, vor dem die Reste eines Landrovers lagen. Das Auto musste mit hoher Geschwindigkeit herangerast sein, bevor die Eisenstange der Fahrt ein Ende bereitet hatte.

Wir betraten mit schlechtem Gewissen den Posten. Schließlich führten wir noch immer genügend Gaskartuschen mit uns, um zu jeder Zeit und überall ein Feuerwerk zu veranstalten. Da wir uns einig waren, dass keiner davon wissen musste, hatten wir die Ausrüstung über unseren Gasvorrat gebreitet. Die Frage nach gefährlichen Gütern und anderen zu deklarierenden Dingen beantworteten wir mit einem freundlichen »Wir doch nicht«. Man muss nett sein an einer Grenze. Das sah auch Rolf ein und ließ seinen Bibliotheksausweis stecken.

»Sagen Sie mal«, fragte ich einen der Soldaten, nachdem wir die Stempel im Pass hatten, »was ist denn da passiert?«

»Es wollte jemand über die Grenze«, antwortete er.

»Hat sich der Fahrer verletzt?«

»Nein, nein. Der sprang aus dem Auto und rannte in die Wüste.«

Was für eine Räuberpistole.

»Passiert das hier häufig?«

Er lachte. »War das erste Mal. Ganz ehrlich.«

Wie sagt der Schwarzwälder? Am Arsch hängt a Gutsle. Für Sprachunkundige übersetzt: Gewisser Zweifel am Wahrheitsgehalt ist angebracht.

Dann öffnete sich der Schlagbaum, und wir betraten Südafrika durch die Hintertür. Ein Soldat mit verspiegelter Sonnenbrille winkte uns lässig weiter, und ich gab Gas, bevor Rolf seinen Blutspendepass zücken konnte.

Südafrika ist ein Land der extremen Gegensätze. Da gibt es das Südafrika, welches sich nach einem Strudel der Ereignisse seiner weißen rassistischen Diktatur entledigt hat. Da ist das Südafrika mit seiner Völkervielfalt, wie sie kaum ein anderes Land dieser Erde bietet – ein Schmelztiegel der Kulturen, die sich heute, nach langer Zeit der Unterdrückung, zu einer Nation zusammenfinden. Dann gibt es das Südafrika der Touristen. Sie reisen vor allem in die Nationalparks, folgen der berühmten Gartenroute, besuchen die Weingegend um Paarl und natürlich Kapstadt. Südafrikas Perle am

Atlantik zählen viele mit Sydney, San Francisco und Toronto zu den schönsten Städten der Welt. Und es gibt das Südafrika der Wüsten: Die Kalahari und die Karoo beeindrucken mit unendlichen Weiten, außergewöhnlicher Trockenheit, einer bizarren Flora und Fauna und Menschen, die sich diese lebensfeindlichen Regionen freiwillig oder unfreiwillig als Lebensmittelpunkt wählten. Es gibt noch immer das Südafrika der Apartheid, über das selten geschrieben wird. Es gibt das Südafrika der Aids-Epidemie, mit Regionen, in denen von zehn Menschen acht am Virus sterben werden, so dass ganze Generationen verloren gehen. Dann gibt es das Südafrika der Stille: Landschaften, in denen weder Menschen noch Tiere leben, in denen es so ruhig ist, dass man sein Blut in den Ohren rauschen hört. Es gibt das Südafrika der Zäune, denn wie in Namibia befinden sich große Teile des Landes im Privatbesitz. Und es gibt das kriminelle Südafrika. Nach einer Studie der Vereinten Nationen aus dem Jahr 2006 hat das Land nach Kolumbien die zweithöchste Verbrechensrate der Welt. Morde sind an der Tagesordnung. Jährlich werden über 40 000 Frauen und Mädchen vergewaltigt, so viele wie nirgendwo sonst auf der Erde. Jeder, der einmal in Johannesburg, Kapstadt oder einer anderen größeren Stadt nach Einbruch der Dunkelheit unterwegs war, weiß, wie südafrikanische Städte nachts ihr Gesicht ändern. Tagsüber sieht man dann wieder das Südafrika der lachenden Menschen, die wissen, dass sie das Schlimmste hinter sich haben, und die an eine Zukunft glauben, die ihnen gehört.

All diese Facetten Südafrikas wollte ich kennenlernen. Wir begannen mit der Wüste. Von der Grenzstation fuhren wir nach Askam weiter, um dort noch einmal die Khoi San zu treffen. Dieses Gebiet nennt sich Kgalagadi Transfrontier Park und ist ein gutes Beispiel dafür, dass der Mensch durchaus in der Lage ist, schlaue Dinge zu tun, wenn er will. Der Park ist 36 000 km² groß und das einzige grenzübergreifende Naturschutzprojekt ganz Afrikas. Südafrika, Botsuana und Namibia arbeiten Hand in Hand mit dem Ergebnis, dass in der Zwischenzeit durch das Wegfallen der Zäune viele Wildtiere ihre alten Migrationsrouten wieder aufnehmen konnten. Das war während des Apartheidregimes noch ganz anders. Da wurde versucht, in einer der heißesten Regionen unserer Erdkugel Landwirtschaft zu betreiben. Nachdem die weißen Farmer einsahen, dass es in dieser Gegend nichts zu holen gab, wurden schwarze Farmer angesiedelt. Mittlerweile ist dieser Unsinn vorbei und eines der größten, unwirtlichsten, einsamsten und faszinierendsten Gebiete der Welt gehört wieder den Wildpflanzen und Tieren.

Und es gehört den Khoi San. Seit Abertausenden von Jahren ziehen Buschleute durch diesen Teil der Kalahari. Anders als in Tsumkwe hoffte ich, auf Khoi San zu treffen, die einem traditionellen Leben nachgehen, denn Südafrika lässt den Buschleuten etwas mehr Freiheit als Namibia. Ich hoffte auch, bei ihnen meine Neugierde über die Hoodia stillen zu können. Dieser stachlige Geselle, der irrtümlicherweise häufig als Kaktus bezeichnet wird, gehört zu den Sukkulenten und soll in der Lage sein, Hunger und Durst zu unterdrücken. Da in westlichen Ländern Fettleibigkeit die zweithäufigste Todesursache ist und mehr als eine Milliarde Menschen weltweit an Übergewicht, Cholesterin und Diabetes leiden, rief Hoodia den amerikanischen Pharmagiganten Pfizer auf den Plan. Dieser beglückt die Menschheit bereits mit dem Potenzmittel Viagra. Nun wollte man mit dem Wissen der Khoi San eine Schlankheitspille auf den Markt bringen – allerdings ohne dafür zu bezahlen. Dieses Mal sprach keiner mehr von Zechprellerei, sondern frank und frei von dreistem

Diebstahl, und David nahm den Kampf mit Goliath auf. David war in diesem Fall der südafrikanische Anwalt Roger Chennels, der die Rechte der Khoi San vertrat und in einem langen und harten Ringen den Pharmakonzern in die Knie zwang. In Kapstadt, wo Roger seine Kanzlei hatte, wollte ich mit ihm über die aufsehenerregenden Ereignisse sprechen. Zuvor aber wollte ich mich mit denen treffen, die noch immer mit Hilfe der Hoodia ihre tagelangen Jagden durchführen: die Buschleute von Askam.

Wir erreichten den Ort am späten Nachmittag, wobei Ort etwas übertrieben ist, denn Askam bestand aus einer Straße mit zwei Läden und einer Autowerkstatt, der ich zunächst keine Beachtung schenkte. Was sich noch ändern sollte. Die Läden gab es, weil Askam ein guter Ausgangspunkt ist, um in den botsuanischen Teil des Kgalagadi Transfrontier Park zu gelangen. Ich weiß nicht, was ich erwartet hatte, aber ich war enttäuscht, weit und breit keinen Khoi San zu sehen. Aber so ist das nun einmal mit Nomaden. Sie warten nicht unter der nächsten Straßenlaterne, bis es einem Herrn aus dem Schwarzwald einfällt, mal vorbeizuschauen. Bevor Rolf auf die Idee kam, den Ballon startklar zu machen, um die Gegend von oben unter die Lupe zu nehmen, schlug ich vor, dass wir uns auf die Suche nach Petrus Vaalboy machten. Er war der Chairman der Khoi San Association, einer Vereinigung von Buschleuten, die im Laufe des Prozesses gegen Pfizer ins Leben gerufen worden war. Man hatte mir gesagt, wenn einer von ihnen etwas über die Hoodia erzählen könne, dann er.

Ich war zwölf Jahre alt und spielte Handball in einer Auswahlmannschaft. Um uns auf ein Turnier vorzubereiten, absolvierten wir einen Lehrgang in der Sportschule Steinbach, die damals mehr einer Kaserne glich als einem Ort, an dem Jugendlichen Spaß am Sport vermittelt wird. Unsere Trainer waren berühmte Spieler aus Osteuropa: Simon Schobel, der spätere Bundestrainer, animierte uns dazu, im Wald mit Baumstämmen zu werfen, um die Armmuskeln zu stärken. Ein anderer Trainer, Vladimir Costache, war mit der rumänischen Nationalmannschaft Weltmeister geworden, bevor er in den Westen kam. Seinen sozialistischen Kasernenhofton konnte er nie ablegen, und er blieb mir in Erinnerung, weil er unter der Dusche seine Zigaretten in der Elfenbeinspitze rauchte und dabei stilecht ein Gläschen Kirschwasser in der anderen Hand hielt. Offenbar hatte er nach dem Drill des kommunistischen Kadersports eine Menge Savoir-vivre nachzuholen. Statt Spielkultur bolzten wir Kraft und Kondition, und nach drei Tagen konnten wir vor lauter Muskelkater die Treppen nur noch rückwärts hinuntergehen. Zu Beginn des Lehrgangs ließ uns Costache antreten, musterte alle von oben bis unten und sagte zu jedem: »Du bist zu fett!«

Verglichen mit seinem postkommunistischen Hungerbauch hatte er recht. Damals hielt fröhlichen Einzug, was heute noch Männlein wie Weiblein in die Fitnessstudios rennen lässt: die Sucht nach dem perfekten Körper. Wer keinen Waschbrettbauch hat, ist kein Mann, sondern eine Memme. Und eine Frau ohne die Maße 90 – 60 – 90 sollte sich besser eine Burka überstülpen. Eine perfektere Zielgruppe kann es gar nicht geben. Menschen auf der Suche nach Selbstbestätigung durch Körperkult geben das letzte Hemd für eine funktionierende Schlankheitspille. Dabei liegt der wichtigste Ansatzpunkt zum Abnehmen woanders: Über den Daumen gepeilt essen Menschen in westlichen Industrieländern dreißig Mal mehr raffinierten Zucker, als ihnen guttut. Die

Folgen sind Diabetes, Herz-Kreislauf-Erkrankungen und rheumatische Erkrankungen.

Stellen wir uns also vor, es gäbe eine Pille, die uns schlank macht. Wer würde dafür nicht ein paar Euro lockermachen? Bis es aber so weit ist, müssen viele Fragen geklärt werden: Dürfen Pharmakonzerne überhaupt Heilpflanzen patentieren, die seit Jahrtausenden im Lebensraum eines Naturvolks wachsen? Wem gehört das Wissen dieser Welt? Wer darf es vermarkten? Mit Beginn des Prozesses der Khoi San gegen Pfizer machte das Wort der »Bio-Piraterie« die Runde. Entwicklungshilfegruppen wie Greenpeace sahen darin eine Form von Neokolonialismus und sprachen von patentgeschütztem Genklau.

Darüber, wie die Khoi San diese Entwicklung erleben, wollte ich mich mit Petrus Vaalboy unterhalten. Nachdem wir herausgefunden hatten, wo wir ihn treffen konnten, fuhren wir über eine Sandpiste in die Wüste hinein. Nach einer Stunde Fahrt kamen wir an einem Wasserplatz an. Ein paar Hütten standen unter den Bäumen und neben ihnen eine Villa, die wie ein Import aus einem Nobelviertel von Stuttgart aussah. Weil ich keine Klingel fand, klopfte ich an die Tür. Als sie geöffnet wurde, stand ich einem Buschmann gegenüber. Petrus Vaalboy trug die traditionelle Kleidung der Khoi San – einen schmalen Lederschurz – und hielt seinen Bogen in der Hand. Lachend begrüßte er mich, als würden wir uns seit Ewigkeiten kennen. Als ich eintrat, wurde das bizarre Nebeneinander von Moderne und Tradition noch deutlicher: Petrus zeigte mir seine neue Küche. Tische und Stühle hatte er hinausgeworfen. Das gleiche Bild im Wohnzimmer, in dem seine Frau und Kinder auf dem sauber gefliesten Boden saßen.

»Khoi San sitzen nicht an Tischen«, erklärte er mir.

Das Haus hatte er für seine Arbeit als Chairman bekommen. Nun versuchte er, sich den modernen Zeiten anzupassen. Anders als die Khoi San in Tsumkwe hatte er seine traditionelle Lebensweise nicht abgelegt. Die Errungenschaften des modernen Lebens nutzte er trotzdem – wer aus der Wüste kommt, weiß einen Kühlschrank und sprudelndes Wasser aus dem Hahn zu schätzen. Aber er glich alles seinen Bedürfnissen an. Ob sein Weg auf Dauer der richtige ist, wird am Ende die Geschichte weisen. Aber in der Phase des Übergangs, den die Khoi San durchleben, hat die Variante von Petrus Vaalboy durchaus ihre Berechtigung. Das Leben ist nun einmal ein bunter Strauß an Möglichkeiten, da gibt es nicht nur Schwarz und Weiß.

Petrus sprach Englisch. Ich fragte ihn, ob wir auf die Jagd gehen könnten. Petrus war bereit, meine Lungen zum Glühen zu bringen.

»We run the animal down«, sagte er.

Die Khoi San verfolgen ein Tier über Tage und legen dabei Strecken bis zu 200 Kilometer zurück – in der Wüste, wohlgemerkt. Am Ende gibt das Tier auf, und die Khoi San bedanken sich bei ihm für das Opfer, bevor sie es töten. Dann tragen sie die Beute die ganze Strecke zurück. Das ist der Zeitpunkt, in dem die Hoodia ins Spiel kommt. Die Beute ist schließlich für die Gemeinschaft bestimmt, würde aber schnell in den knurrenden Mägen der Jäger verschwinden, gäbe es nicht die appetithemmenden Eigenschaften dieser Pflanze. Immer wieder essen die Khoi San ein Stück Hoodia und schaffen es so, die Beute heimzubringen.

»Im Angolakrieg«, erzählte Petrus, »zwang das südafrikanische Militär die Khoi San zu Patrouillen- und Spähdiensten. Wir sind die besten Fährtenleser, und darauf wollten die

Soldaten nicht verzichten. Sie wunderten sich, warum wir nichts aßen, während ihnen in der Wüste der Proviant ausging. Also haben wir ihnen beigebracht, von der Hoodia zu essen.«

Das ist typisch für die Khoi San. Eine Gemeinschaft, der Eigentum fremd ist, kennt keine Geheimnisse, mögen sie noch so wertvoll sein. Nach dem Angolakonflikt dauerte es nicht lange und die spitzen Ohren der Pharmaindustrie bekamen Wind von den vielen Dollars, die in der Kalahari schlummerten. Am schnellsten schaltete ein südafrikanisches Laboratorium, das den appetithemmenden Wirkstoff P 57 der Hoodia isolierte und patentierte. Das britische Unternehmen Phytopharm erwarb die Weltlizenz und verkaufte die amerikanischen Rechte anschließend für 21 Millionen Dollar an den Pharmamulti Pfizer. Die Khoi San gingen bei diesen Geschäften leer aus.

»Du willst also die Kowa sehen?«, fragte Petrus. »So nennen wir die Hoodia. Sie wird vierzig bis fünfzig Jahre alt und kommt bis zu einem Jahr ohne Regen aus.«

Wir stiegen in den VW-Bus und machten uns auf den Weg in das unzugängliche Gebiet zwischen den beiden ausgetrockneten Flüssen Molopo und Kuruman. Als wir eine Pan erreichten – ein ehemaliges Flussbett, das versandet ist –, gingen Petrus und ich zu Fuß weiter. So stellt sich der Schwarzwälder die Wüste vor: ein riesiger Sandkasten, so weit das Auge reicht. Doch zum Burgenbauen blieb leider keine Zeit, denn Petrus hatte den Nachbrenner eingeschaltet und wartete nur während der obligatorischen Rauchpausen auf mich. Nach einer Weile durchsetzten kleine Inseln aus Büffelgras und Akazienbüschen den Sand. Petrus war nur noch ein Pünktchen am Horizont. Als ich ihn erreichte, kniete er neben einer Pflanze, die tatsächlich wie ein Kaktus mit gurkenförmigen Früchten aussah. Petrus machte sich mit einem Messer an ihnen zu schaffen. Er schnitt ein Stück ab, raspelte die Stacheln weg und reichte es mir. Ich biss hinein. Was soll ich sagen? Die Hoodia schmeckte entsetzlich bitter. Eine ungewohnte Geschmacksrichtung. Unser Speiseplan kennt süß, sauer, salzig, wir würzen je nach Geschmack scharf oder nicht, doch um Bitterstoffe machen Köche in der Regel einen großen Bogen.

»Und?«, fragte Petrus mit einem Gesicht, das keine Enttäuschung zuließ.

»Gut!«, sagte ich tapfer und nahm noch ein Stück.

Petrus lachte und schnitt sich ebenfalls etwas ab. Dann sagte er: »Diese Kowa ist 25 Jahre alt. Das sieht man an den Jahresringen. Porkupine – das sind Stachelschweine – und Antilopen mögen sie. Du kannst sie immer essen, ohne Nebeneffekte. Sie stoppt Hunger und Durst und ist gut für deinen Magen und dein Blut.«

Ich schaute mich um und sah in beträchtlicher Entfernung eine weitere Hoodia.

»Gibt's viel davon?«, fragte ich.

»Früher ja«, sagte Petrus. »Jetzt sind es nur noch wenige. Es kommen eine Menge Leute und nehmen sie mit.«

Die steigende Nachfrage der Pharmaindustrie ließ die Bestände an Hoodia massiv sinken. In der Zwischenzeit ist sie in großen Teilen der Kalahari vom Aussterben bedroht.

»Und was hältst du von all dem?«

Petrus schwieg. Für die Khoi San ist es noch immer schwierig, über Dinge wie »Eigentum« und »mein« und »dein« zu diskutieren.

»Ihr habt den Prozess gegen Pfizer gewonnen«, sagte ich. »Habt ihr Geld erhalten?«

»Nein. Es heißt, wir müssten warten«, sagte Petrus.

Dem Urteil nach sollen die Gewinnanteile an der Hoodia-Pille an regionale Verbände der Khoi San ausbezahlt werden, die in einer Art Treuhandgesellschaft organisiert sind. Doch das Geld fließt erst nach der Markteinführung. Falls es sich der Konzern in der Zwischenzeit anders überlegt, erhalten die Khoi San kein Geld, obwohl ihr Wissen bereits genutzt wurde.

Petrus sagte: »Aber wir können nicht länger warten. Wir mussten sesshaft werden, jetzt brauchen wir Geld, um Essen zu kaufen, das wir früher gesammelt und erjagt haben. Viele von uns sterben früh. Alkohol und Krankheiten, die wir vorher nie hatten, sind der Grund.«

Dem Volk, das die Zeit nicht kannte, läuft sie jetzt davon.

Petrus sprang auf und sagte: »Ich zeige dir etwas. Komm mit.«

Frisch gestärkt rannte ich hinter ihm her. Nach einigen Kilometern hielten wir an einem Baum, der allein in einem Meer aus gelbem Büffelhorngras stand. Er war überwuchert von einem Nest winziger Webervögel, die zu Tausenden ein und aus flogen. Ihr Gezwitscher erfüllte die Luft. Webervögel bauen ihre Nistplätze auf Bäumen, Telefon- und Strommasten, und häufig sieht man entlang der Pisten Afrikas umgestürzte Masten, die dem Gewicht nicht mehr standhalten konnten. Wir standen vor dem Baum und schauten fasziniert dem bunten Treiben zu.

»Learn from the birds«, sagte Petrus plötzlich. »Sie leben alle zusammen und streiten sich niemals.«

Dann lachte er, wie nur ein San lachen kann, laut und herzlich, und machte sich auf den Weg zurück. Rennend, mit mir im Schlepptau.

Am nächsten Morgen brachen wir zur Jagd auf. Petrus hatte ein paar Freunde zusammengetrommelt, und jeder von ihnen hatte einen Hund mitgebracht. Das war früher tabu, aber mittlerweile sind Hunde den Khoi San ebenso treue Jagdbegleiter wie dem westlichen Jäger. Ich bin kein großer Freund der Jagd, denn dabei habe ich häufig Leute getroffen, die zu den größten Helden werden, wenn es darum geht, mit einem Präzisionsgewehr einen ihnen zugetriebenen Hirschbock abzuschießen.
Natürlich kenne ich auch vernünftige Jäger, die die Jagd sehen wie die Khoi San: als einen archaischen Vorgang, der dem Menschen das Überleben sichert. Bei diesen Jägern wird kein »Halali« geblasen und macht kein Kirschwasser die Runde.

Wir zogen los. Die wichtigste Aufgabe war, ein für uns erlegbares Tier zu erspähen. Die Sonne brannte herab, und nachdem ich den zehnten Hügel hochgeklettert und wieder hinuntergelaufen war, wurde mir klar, dass wir heute wohl kein Glück hatten. Aber die Khoi San gaben nicht auf. Immer weiter ging die Hatz, und erst als ich schon Sternchen sah und im Mund eine alte Schuhsohle anstelle der Zunge trug, gab Petrus das Zeichen zum Abbruch.

»Bist du enttäuscht?«, fragte ich ihn, nachdem ich genug Atem zum Reden geschöpft hatte.

»Nein«, sagte er. »Es ist meistens so.«

Unter gewöhnlichen Umständen ist bei den Khoi San jeder zehnte bis fünfzehnte Jagdversuch erfolgreich. Das ist keine gute Quote, wenn man den dafür nötigen Aufwand kennt. Mittlerweile befindet sich ihr Stammesgebiet rund um Askam in privatem Besitz und ist umzäunt. Die Tiere können nicht mehr migrieren und wandern in den Kgalagadi Transfrontier Park. Dort ist den Khoi San die Jagd unter

Androhung harter Strafen verboten, auch wenn das Parkgebiet selbst altes Buschmanns-Land ist.

Trotz des Misserfolgs war es für mich eine Freude gewesen, die Khoi San zu beobachten. Geschmeidig wie Raubkatzen, wieselflink und konditionsstark strebten sie auseinander, kamen wieder zusammen, beratschlagten über die Spuren, die Windrichtung und liefen dann weiter. Diese Männer haben ihre Instinkte seit Urzeiten trainiert, und auch wenn es heute nicht geklappt hatte: Auf der ganzen Welt wird man keine versierteren Jäger finden. Am Abend verzehrten wir die letzten Steaks von Horst. Petrus lachte, als wir sie aus der Tiefkühlbox holten. Wir hockten ums Feuer und lauschten den Erzählungen der Khoi San, die die Ereignisse des Tages Revue passieren ließen, sprechend, tanzend, singend und lachend. Ich kam mir zeitlos vor, erlöst aus dem Klammergriff unseres Kalenderdenkens.

Am nächsten Tag holte mich die Wirklichkeit ein. Wir waren unterwegs nach Askam, um unseren Wasservorrat aufzufüllen, als wir ein Geräusch hörten, das keiner von uns hören wollte. Ich brachte den Bus zum Stehen, kroch darunter und sah das Unglück. Die Achse war hinüber. So lernten wir die Reparaturwerkstatt des Dorfes kennen.

Man kann sagen, was man will, aber in afrikanischen Ländern verstehen die Leute noch etwas vom Reparieren. Während wir zu Hause in die Werkstatt rollen, ein weiß gekleideter Monteur den Wagen an den Computer anstöpselt, weil er gar nicht weiß, wie er den Fehler anders finden soll, schätzt man in Afrika die Vorteile der Handarbeit. Ich liebe Länder, in denen man ein Gerät nicht gleich auf den Müll wirft, wenn es einmal kaputt ist. In Istanbul beispielsweise sollte man unbedingt einen Abstecher in das Viertel Şeksuverbey südlich vom Großen Basar Kapalı Çarşı machen. Ich taufte es das F&F-Viertel, das Viertel der Friseure & Fernsehwerkstätten. Von beiden Professionen gibt es Aberhunderte Geschäfte, immer schön abwechselnd, ein Friseur, eine Fernsehwerkstatt, ein Friseur, eine Fernsehwerkstatt. Während Sie sich die Haare ondulieren lassen, beschäftigt sich der Mann nebenan mit ihrem kaputten TV-Gerät und ist sich dabei nicht zu schade, auch der Platine mit dem Lötkolben auf die Pelle zu rücken. Ich halte nichts von unserer Made-for-Müllhalde-Mentalität. Selbst wenn diese Einstellung so altmodisch ist wie der Tanztee am Sonntagnachmittag und der Verband deutscher Volkswirte e.V. die Meinung vertritt, dass der Wirtschaftsmotor nur dann schnurrt, wenn wir alle kaufen, kaufen, kaufen: Wer etwas reparieren kann, hat bei mir einen Stein im Brett.

In Askam gab es ohnehin nichts zu kaufen, schon gar keine Achse für einen VW-Bus. Da ist man froh, einen zu finden, der die Karre wieder flottmacht. Zumindest für die nächsten 250 km, denn so weit war es bis nach Upington.

»Weiter kommt ihr auch nicht«, sagte Ovo, der Mechaniker. Er wischte sich das Gesicht mit demselben Lappen ab, mit dem er die Ölreste aus dem Motorraum geputzt hatte. »Schon dafür braucht ihr 'ne Menge Glück.«

Keiner von uns wollte nach Upington. Wir wollten Richtung Botsuana. Aber Ovo hatte recht. Er hatte einen ganzen Tag an der Achse gearbeitet, hatte sie getreten, geknetet und gestreichelt, aber am Ende war klar, das Ding musste ausgewechselt werden. Upington war über Sandpisten und Teerstraßen zu erreichen, und ich hatte vor, zu beten und auf der Mitte der Straße zu bleiben, um Spielraum zu haben, falls die Achse sich ganz verabschieden sollte. Schneller als vorgesehen sagten wir Petrus und seiner Familie Lebewohl. Sie saßen auf dem Boden ihres Wohnzimmers und spielten ein Spiel mit verschiedenfarbenen Hülsenfrüchten. Ich war mir sicher, insgeheim lachten sie über die Hast der verschwitzten Weißen.

Upington liegt in der Provinz Nordkap am Westufer des berühmten Oranje-Flusses, der im Hochland von Lesotho entspringt, durch die Drakensberge fließt, die Region um Kimberley streift und in westlicher Richtung fließend bei Oranjemund in den Atlantik mündet. Diesem Fluss verdankt Namibia seinen Diamantenreichtum. Über Jahrmillionen hinweg trug der Oranje die Edelsteine aus Kimberley und Botsuana in den Ozean. Von dort wurden sie auf einer Länge von vielen hundert Kilometern an die namibische Küste gespült. Als dieser angeschwemmte Reichtum entdeckt wurde, brach ein Diamantenfieber aus, welches die Stadt Lüderitz für ein paar heiße Jahre zu Afrikas Sodom und Gomorrha werden ließ.

Daran dachte ich, als wir uns Kilometer für Kilometer Upington näherten, immer auf das hässliche Geräusch brechenden Metalls wartend. Aber Ovo hatte seinen Job gut gemacht, und so fuhren wir in die Stadt, durch die Schroeder Street, benannt nach dem Missionar Christian Schroeder, der 1871 die Missionsstation Olyvenhoutsdrift gegründet hatte. Danach sorgte er für das ausgeklügelte Bewässerungssystem, dem Upington noch heute seinen Wohlstand verdankt. Trotz der Lage mitten in der Wüste werden hier Baumwolle, Wein und Obst angebaut. 55 000 Einwohner leben davon, denen wiederum ein unfreundlicher VW-Vertragshändler seine Autos andreht. Er schickte uns gleich zum Teufel, nachdem klar wurde, dass wir keinen VW kaufen, sondern einen reparieren wollten. Mit ordentlich Wut im Bauch entdeckte ich ein paar Straßen weiter ein Schild mit der Aufschrift »Fit In«. Dahinter vermutet man nicht gleich eine Autoheilanstalt, aber mein Instinkt sagte mir: Lass uns mal anhalten. Und das war eine gute Idee. So kamen wir zu Hank, dem besten Mechaniker diesseits und jenseits des Oranje-Flusses. Obwohl sein Laden gerammelt voll war mit Autos, kümmerte sich der Boss persönlich um unsere Belange. Eine Achse, die schlappmacht, sagte er mir, sei für ihn eine persönliche Beleidigung.

»Wisst ihr, dass man euch einen Unfallwagen angedreht hat?«, fragte er plötzlich.

Er zeigte auf den Lack, der sich in großen Blättern unterhalb des Motorraums zu lösen begann. Darunter sah man eine notdürftig geflickte Delle.

Ich sah Rolf an, er sah mich an, und uns wurde klar, dass jeden Tag ein paar Leute aufstehen, die noch ausgeschlafener sind als wir.

»Die Kuffnucken«, sagte ich, »sind wir.«

Ich hörte keinen Widerspruch.

Es war ein gutes Gefühl, über eine geteerte Straße in Richtung Nordosten zu brausen, ohne das Brechen der Achse befürchten zu müssen. Wir wollten bis nach Kuruman fahren und von dort weiter in Richtung Norden bis kurz vor die botsuanische Grenze. Prof. Detlef Haberer, den wir vor ein paar Wochen in Namibia getroffen hatten, hatte ein Projekt initiiert, das ich genauer unter die Lupe nehmen wollte.

Als Folge der Apartheid ist die Landverteilung noch immer ein Thema mit politischem Sprengstoff. Während in Simbabwe unter Diktator Robert Mugabe die Weißen enteignet wurden, worauf das Land auf den Entwicklungsstand des 19. Jahrhunderts zurückfiel, sucht man in Namibia und Südafrika andere Wege. Natürlich brauchen auch diese Staaten eine Landreform. Diskutiert wird darüber, ob weiße Farmer Teile ihrer riesigen Ländereien an schwarze Farmer abtreten und sie in Sachen Management und Selbstverwaltung schulen sollen. Dieser Vorschlag stößt bei den Betroffenen nicht auf Beifall. Trotzdem sollte auf Prof. Haberers Anregung hin in der Nähe von Severn Südafrikas erster Musterbetrieb entstehen. Ein schwarzer Angestellter erhielt vom weißen Eigentümer Land, auf dem er durch den Anbau der Heilpflanze Teufelskralle sich und seiner Familie ein Auskommen schaffen konnte. Das interessierte mich.

Wieder ging die stundenlange Fahrt durch eine endlose Halbwüstenlandschaft, an deren Farbenspiel ich mich nicht sattsehen konnte.

Am späten Nachmittag erreichten wir das Städtchen Hotazel, in der die Teerstraße Richtung Norden endet. Von hier ging es nur noch auf Schotterpisten weiter. Kurz vor Einbruch der Dunkelheit erreichten wir die Farm Avontuur. Sie gehört Peter Fontein, einem Nachfahren der Voortrekker, die auf der Flucht vor den Engländern zwischen 1835 und 1841 die Gegend besiedelten. In dieser halbwüstenartigen Region regnet es selten mehr als 290 mm pro Quadratmeter im Jahr, und Grundwasser findet man erst ab 200 Meter Tiefe. Kein Wunder, dass an diesem Ort nicht viel wachsen kann, außer einer Wüstenpflanze wie die Teufelskralle.

Peter Fontein ist einer der größten Teufelskrallen-Farmer Südafrikas. Während wir auf der Terrasse seines großzügigen Farmhauses saßen und an einem wunderbaren Weißwein aus der Region um Paarl nippten, fragte ich ihn, wie es dazu kam.

»Mein Vater war schon hier«, sagte er, »mein Großvater und dessen Vater und Großvater. Sie haben Rinder gezüchtet und alles Mögliche angebaut. Funktioniert hat's nie. Zu wenig Niederschlag. Deshalb habe ich nach einem neuen Weg gesucht, um wenig Regen in viel Geld zu verwandeln.«

Dabei kam ihm die steigende Nachfrage nach der Teufelskralle wie gerufen. Ganz Mann der Tat pflanzte Peter auf 120 Hektar 200 000 Pflanzen, die er in der Wildnis ausgegraben hatte. Erst dann wurde ihm klar, dass er nur alle vier Jahre ernten konnte. Was folgte, sagte er, war ein gravierendes Finanzproblem.

»Mein Geld steckte in den Pflanzen, und die Pflanzen steckten im Boden. Ich saß vor dem Kalender und zählte die Tage bis zur Ernte.«

Als es so weit war, trug lediglich die Hälfte der Teufelskrallen Knollen. Also pflanzte Peter neue und wartete wieder vier Jahre. In der Zwischenzeit lernte er dazu und entwickelte eine Technik, die er »Strip-Technique« nannte. Sie schreibt den Anbau der Teufelskralle auf drei Meter breiten Streifen vor. Damit schafft man ein doppeltes Wasserangebot für die Pflanzen und sorgt dafür, dass sie mehr Licht erhalten. Bei der zweiten Ernte trugen 90 Prozent seiner Teufelskrallen Knollen mit bis zu vier Kilogramm pro Pflanze. Das ist eine ganze Menge, wenn man weiß, dass die Khoi San bei wild wachsenden Teufelskrallen gerade mal auf 45 Gramm Knollen pro Pflanze kommen.

»Dann sind Sie also zufrieden?«, fragte ich.

»Kann man mit einer Farm in der Wüste nie sein«, antwortete Peter. »Bei uns zählt nur der nächste Regen.«

Am Morgen fuhren wir auf die Nachbarfarm. Simon Craill war ebenfalls ein Nachfahre der Voortrekker. Er sah auch ganz so aus, wie ich mir einen Bilderbuchburen vorstellte: makelloses weißes Hemd, braune kurze Hosen, Strümpfe bis an die Knie und ein Kamm, der in einem der Strümpfe steckte. Vor ein paar Monaten hatte er Per Mohemo, einem seiner schwarzen Angestellten, einen kleinen Teil seiner Farm abgetreten. Nicht ganz freiwillig, wie er mir erklärte, sondern auf Druck der südafrikanischen Regierung. Detlef Haberer wiederum unterstützte Per Mohemo mit Teufelskrallen-Setzlingen und vielen Anbautipps.

Pers neues Heim lag in einer Senke auf knochentrockenem Boden. Dort stand ein einfaches Haus mit einem Solarkocher vor der Tür. Zur offiziellen Landübergabe am heutigen Tag fand sich jede Menge Volk ein. Ich lernte drei Bankiers der örtlichen Genossenschaftsbank kennen (weiß), ein paar Manager der umliegenden Zinkminen (weiß), ein halbes Dutzend Farmer der näheren Umgebung (weiß), die alle nicht gerade begeistert auf ihren neuen Nachbarn blickten. Die einzigen Schwarzen waren Pers Familie, die sich unter der weißen Invasion sichtlich unwohl fühlten. Alle stapften durch ihr Haus, glotzten in die Zimmer, und ich hatte das Gefühl, einer schlechten Inszenierung beizuwohnen. Dann schwangen die Bankiers Volksreden, in denen sie betonten, wie wichtig die Landreform sei, vorausgesetzt man übertriebe es nicht mit ihr. Anschließend kam einer der Manager der Zinkminen an die Reihe, und er sprach davon, dass sie in 40 Jahren schließen müssten. Was das mit Per Mohemo zu tun hatte, war mir nicht klar und ihm wohl auch nicht. Er saß abseits auf der Erde und knetete seine Hände. Als man ihn aufforderte, auch etwas zu sagen, sträubte er sich. Dann stotterte er in unverständlichem Englisch einige Worte, bis ihm Detlef zur Seite sprang und bat, in seiner eigenen Sprache zu sprechen. Auf einmal sprudelte es aus Per heraus. Es war schön zu sehen, wie sehr er sich über seine einmalige Chance freute.

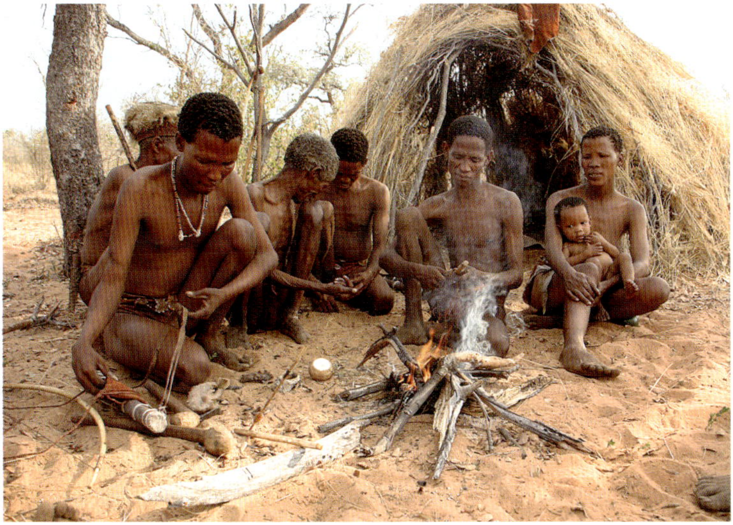

Die Khoi San wurden zwangsangesiedelt. Nur noch wenige leben ein traditionelles Nomadenleben.

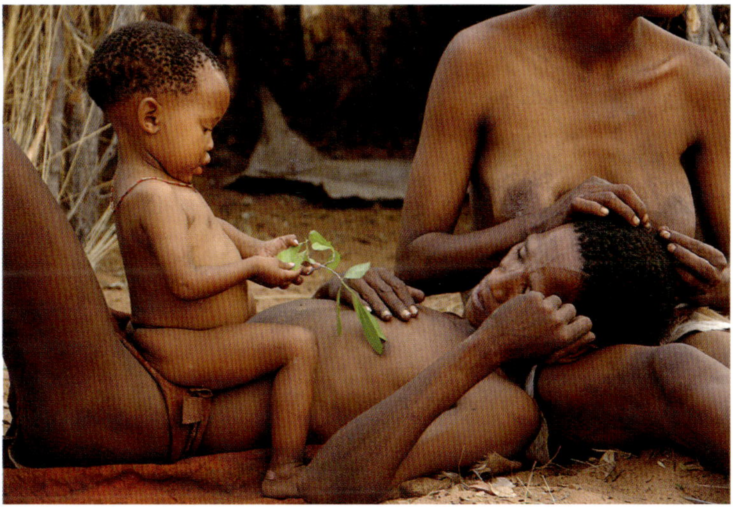

Buschmänner leben in Angola, Zambia, Simbabwe, Namibia, Botsuana und Südafrika.

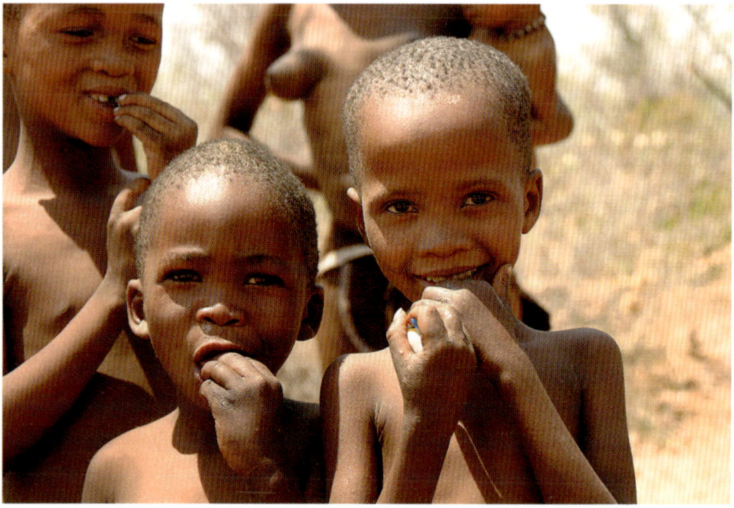

Seit 30 000 Jahren überleben Buschmänner in der Kalahari; ob ihre Kinder in der angestammten Heimat bleiben können, erscheint ungewiss.

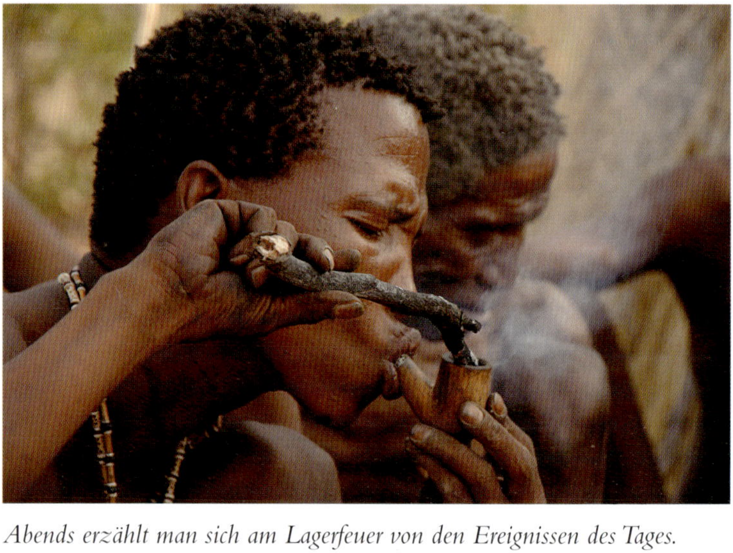

Abends erzählt man sich am Lagerfeuer von den Ereignissen des Tages.

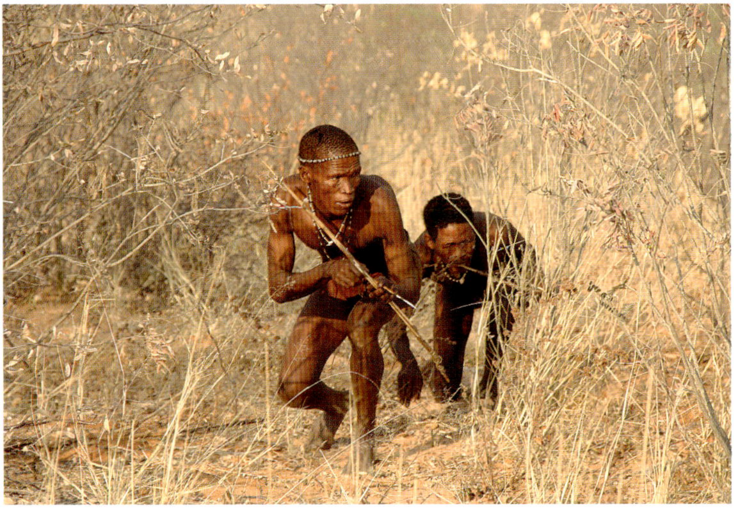

Die Buschmänner gelten als die geschicktesten Jäger der Welt.

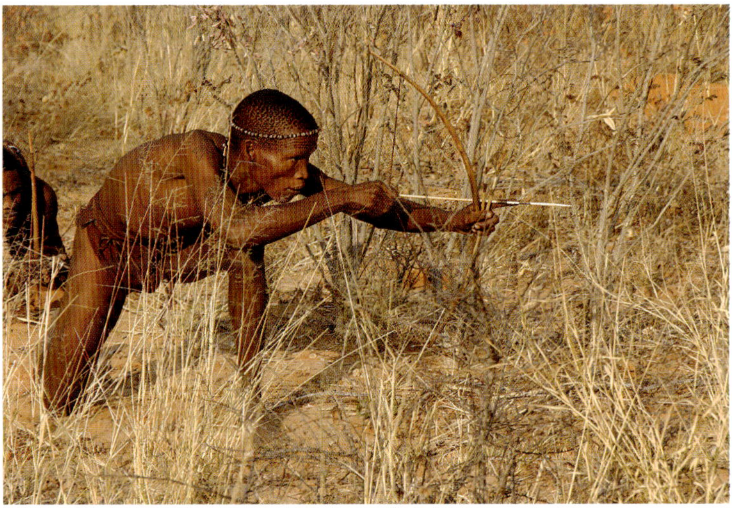

Auf der Jagd nach dem Gamsbock: Buschmänner im Grenzgebiet von Namibia und Botsuana.

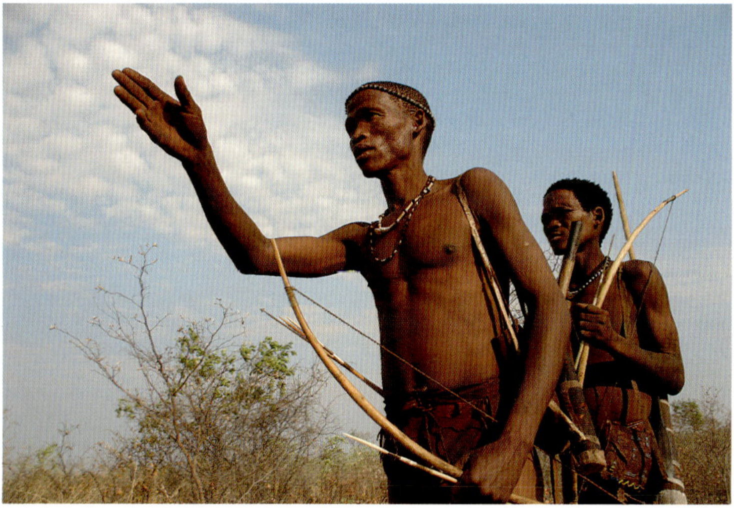

»We hunt the animal down.« Bis zu drei Tagen kann die Verfolgung eines jagdbaren Tieres dauern.

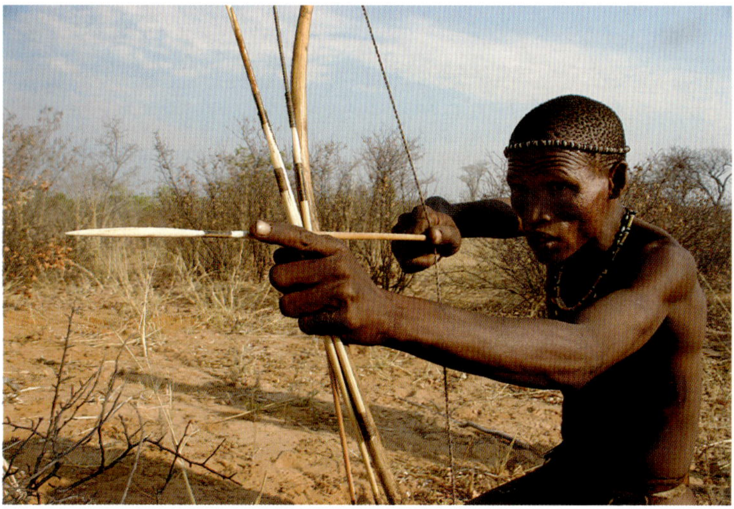

Nur drei Pfeile hat der Jäger zur Verfügung.

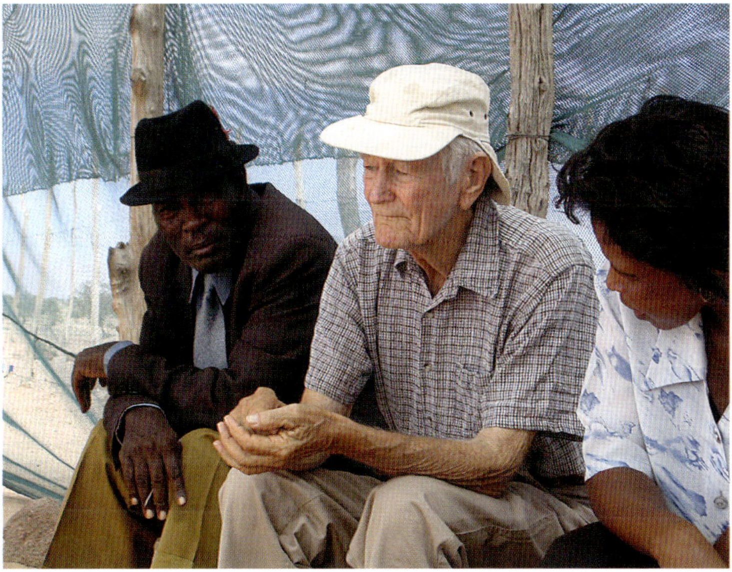

Die beiden Heiler Matheus Mutindi Kuvare und Eberhardt von Koenen treten für die Versöhnung von Natur, Mensch und Technologie ein.

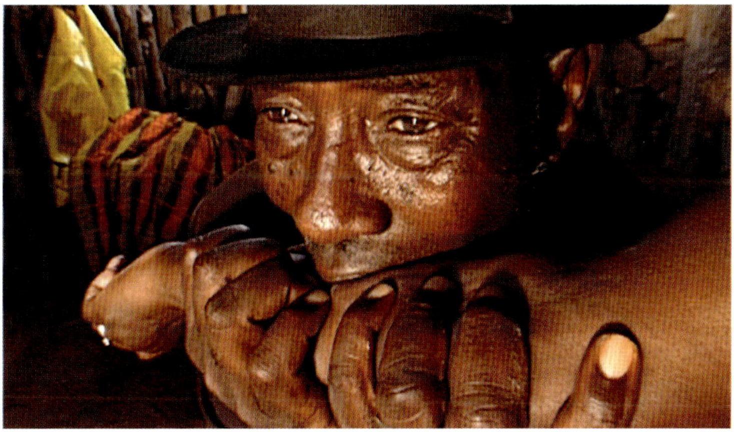

Der traditionelle Heiler Matheus Mutindi Kuvare bei der Behandlung einer Patientin vom Stamm der Himba.

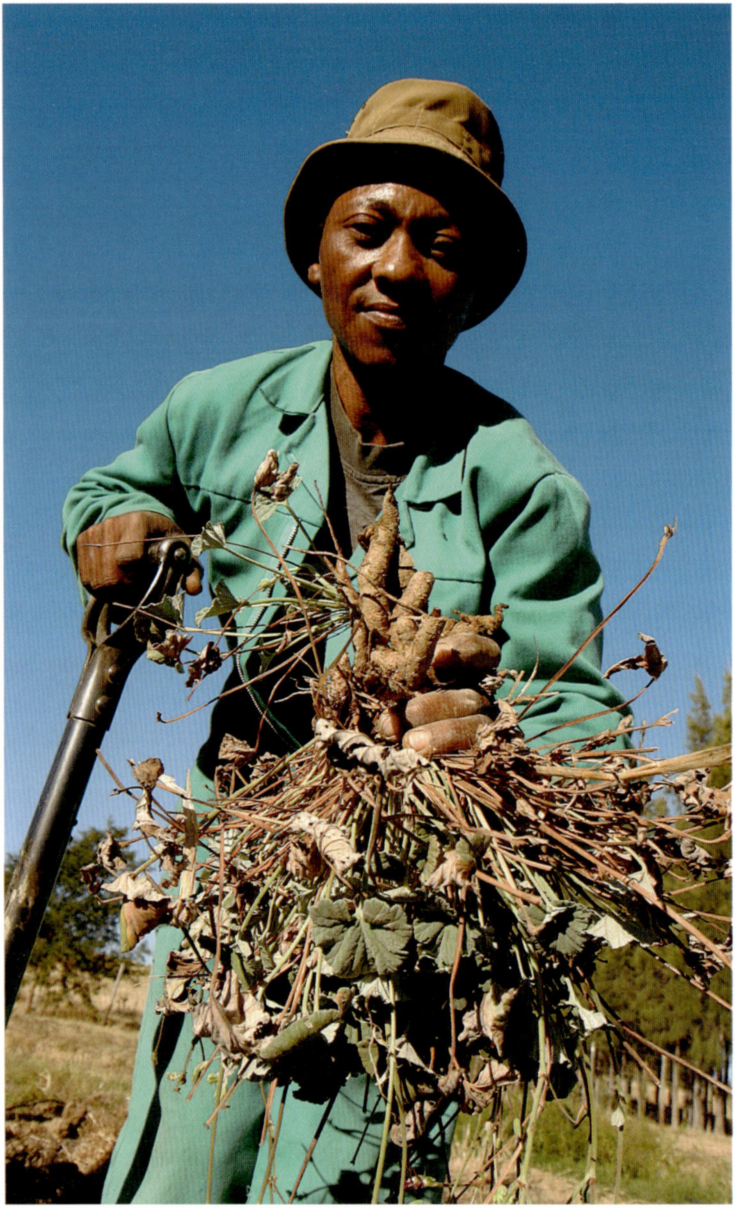

Die Kapland-Pelargonie ist der Grundstoff des Bronchial-Naturheilmittels Umckaloabo.

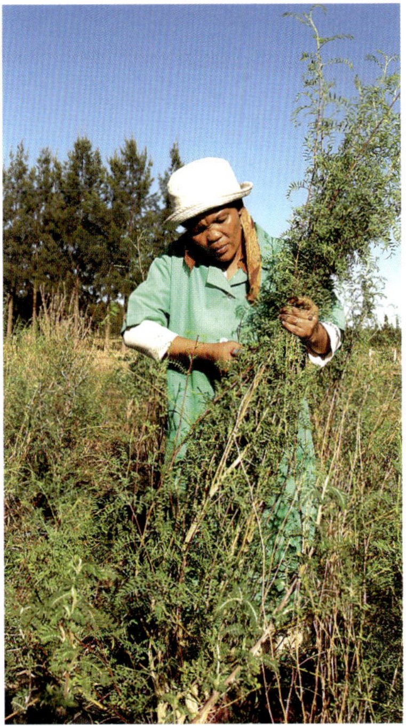

Sutherlandia-Ernte auf der Heilpflanzenfarm Parceval von Ulrich Feiter.

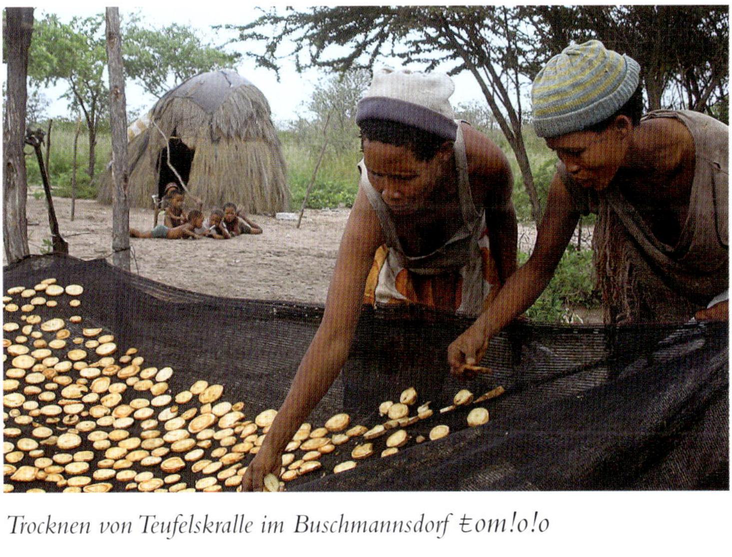

Trocknen von Teufelskralle im Buschmannsdorf ǂom!o!o

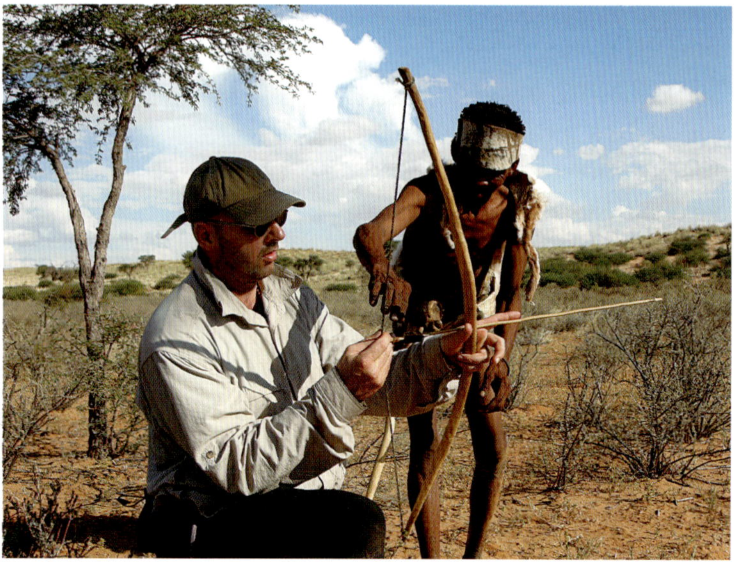

Die Pfeile der Buschmänner sind vergiftet – eine tödliche Waffe.

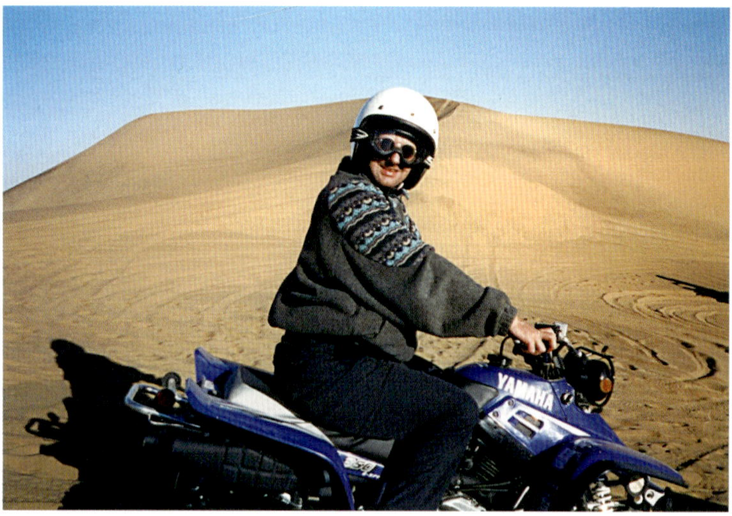

Namibia ist die Heimat der größten Wanderdünen der Welt. Das beste Fortbewegungsmittel ist das Quad-Bike.

»Wir warten, bis sich die Leute vom Acker machen«, flüsterte ich Rolf zu.

Das dauerte noch geschlagene drei Stunden, dann waren wir endlich unter uns. Ich begleitete Per aufs Feld und sah ihm zu, wie er in mühevoller Kleinarbeit die Samenschalen der Teufelskralle knackte. In ihnen steckt ein chemischer Hemmstoff, der die Keimung verhindert. Nur wenn man die winzigen Schalen aufbricht, kann sie stattfinden. In dieses Geheimnis hatte ihn Detlef eingewiesen. Auch hatte er Per beigebracht, in welchem Abstand er die Samen einpflanzen musste, wie viel Erde über ihnen zu häufen war und wie viel Wasser sie brauchten.

»Leute wie Per«, sagte Detlef später am Abend, »haben nie gelernt, selbstständig zu arbeiten. Ich bin gespannt, ob er es schafft, sich selbst zu motivieren.«

Wie ich fand, sah es ganz danach aus. Ich war guter Dinge, als wir Per zum Abschied die Hand schüttelten. Immerhin sollte ihn die Teufelskralle in seiner Vorreiterrolle als selbstständiger schwarzer Farmer in eine vielversprechende Zukunft führen. Ein paar Monate später erfuhr ich vom Scheitern des Experiments. Von einem Tag auf den anderen verschwand Per von der Bildfläche. Zurück blieben seine Frau und die drei Kinder. Bis heute ist er verschollen. Was wirklich geschah, konnte – oder wollte – mir keiner sagen.

6

Von Kuruman in die Karoo

In den Wüstenstädten der Karoo erfahren wir, dass es die Apartheid noch immer gibt. Wir erleben den außergewöhnlichen Beruf des Wildpflanzensammlers Kersten Paulsen. In Kapstadt treffen wir den Internethändler Dusty Parker, der mit Hoodia ein Vermögen machte. Der Rechtsanwalt Roger Chennels erzählt uns, wie er gegen den größten Pharmakonzern der Welt antrat, um für die Rechte der Khoi San zu kämpfen.

Wir fuhren die ganze Strecke zurück, über Kuruman, Upington (mit einer dreifachen Hupfanfare für Hank!), Kenhardt bis nach Brandvlei. Diese Stadt liegt mitten in der Karoo, in der im Jahr kaum mehr als 20 Milliliter Regen pro Quadratmeter fällt – der knappe Inhalt eines Schnapsglases. Die Karoo ist eine Steinwüste von berückender Schönheit. Rund um Brandvlei stößt man auf riesige Sandflächen wie die Grootvloer Pan und die Verneuk Pan. Als wir die Wüstenstadt erreichten, hatte ich 15 Stunden Fahrt hinter mir, und so kam Brandvleis einziges Hotel gerade recht. In den dreißiger Jahren des letzten Jahrhunderts musste es große Zeiten erlebt haben, doch seither hatte sich an der Inneneinrichtung nichts verändert. Lange, düstere Gänge führten tief in seinen Bauch. Ich wanderte an verlassenen Sälen vorbei, die so aussahen, als würde gleich Jack Nicholson mit der Axt in der Hand hereinspazieren. Es war, als sei ich in eine Welt von Stephen King katapultiert worden. Hinter jeder Ecke erwartete ich die toten Zwillinge aus dem Film *Shining*.

Ganz irdisch dagegen ging es in der Hotelbar zu. Rolf, Bigy und ich waren die einzigen Gäste, aber von nebenan drang lautes Geschrei herüber. Geht es irgendwo zur Sache, muss ich meine Nase hineinstecken. Diese Neugier tut nicht immer gut, worüber der eine oder andere Nasenbeinbruch Zeuge steht. Ich machte mich auf den Weg ins

Nachbarzimmer, als mich der Barkeeper am Arm festhielt. Ich mag es nicht, wenn mich jemand am Arm festhält, und machte ihm das klar. Dann trat ich durch die Tür, und es war, als hätte ich mit diesen wenigen Schritten eine Zeitreise angetreten. Auch das Nebenzimmer war eine Bar. Doch zwischen Gastraum und Theke hatte man ein Eisengitter vom Boden bis zur Decke gezogen, und durch dieses reichte der Barmann die Getränke an die Gäste – ausschließlich Schwarze. Als ich eintrat, verstummte das Geschrei, und alle starrten mich an. Ich starrte zurück, und der Mann hinter der Theke sagte, dass ich mich bitte in die andere Bar begeben solle. Das hier sei der Bereich für die Schwarzen. Ich ging zurück und bestellte ein Bier. Ich hatte gute Lust, das Glas gegen den Spiegel zu werfen, der dafür sorgte, dass keiner vergaß, welche Hautfarbe er hat.

Nach und nach trudelten weitere Gäste ein, natürlich nur Weiße. Offenbar sah man in Brandvlei nur selten Fremde, denn es dauerte nicht lange, bis mir einer den Ellbogen in die Seite stieß.

»Was hat dich in unser gottverdammtes Scheißkaff verschlagen?«, fragte er.

Die Einwohner von Brandvlei hegten nur wenig Sympathie für ihr Heimatstädtchen.

Ich murmelte etwas von »auf der Durchreise« und dass ich morgen wieder weg sein würde. Dann lenkte ich das Gespräch auf das Rugbyspiel, welches in der Glotze lief, und nachdem ich erfahren hatte, dass man gerade dabei sei, die Aussies zu pulverisieren, hielt ich die Zeit für reif, nach Sinn und Zweck einer zweigeteilten Bar im Jahre 16 nach Aufhebung der Apartheidsgesetze zu fragen.

Nun ja. Ich will Sie nicht mit Details langweilen. Meine Gesprächspartner hätten sich bei Nelson Mandela und Frederik W. de Klerk für ihre Bemühungen um den neuen südafrikanischen Staat jedenfalls nicht mit dem Friedensnobelpreis bedankt, sondern mit der Ochsenpeitsche. In der Bar von Brandvlei lag plötzlich Ärger in der Luft. Ich stellte zu viele Fragen, die nicht gestellt werden sollten, und mein Nasenbein hatte gute Chancen, ein paar Dellen mehr zu bekommen. Zum Glück pulverisierten Südafrikas Rugbyhelden in diesem Moment die Mannschaft von Down Under, so dass wir den kontrollierten Rückzug antreten konnten. In der Nacht schlief ich schlecht, denn mein Zimmer war stickig und moskitoverseucht. In den beiden Bars brüllten sich Schwarze wie Weiße getrennt voneinander den Frust von der Seele, und vor der Tür schlich Jack Nicholson mit der Axt in der Hand herum. Mit schwerem Kopf hockte ich am nächsten Morgen am Frühstückstisch. Stumm trat die Hotelbesitzerin heran, in der einen Hand die Kaffeekanne, in der anderen eine Spraydose mit Moskitotod. Damit sprühte sie in meine Tasse und schüttelte sieben tote Fliegen heraus. Mir wurde klar, meine Uhr in Brandvlei war abgelaufen.

Weiter ging es Richtung Südwesten, und von Kilometer zu Kilometer wurde die Erde trockener, falls das überhaupt noch möglich war. Wir fuhren von Brandvlei über Loeriesfontein und Nieuwoudtville nach Vanrhynsdorp durch das große Nichts, genannt Upper Karoo. Diese Ecke der Welt wird anders als weite Teile der Kalahari weder vom Sommer- noch vom Winterregen berührt. Temperaturen zwischen 40 °C und 50 °C sind an der Tagesordnung. Trotzdem sah ich hier und dort ein paar Häuser, vor denen rostige Autos standen. Man könnte es für ganz schön bescheuert halten, sich gerade hier niederzulassen. Aber das ist es nicht.

Auch ich spürte die ungeheure Anziehungskraft dieser Gegend, die so aussieht, wie ich mir die Welt vor ein paar Millionen Jahren vorstelle. Während unser Bus unbeirrt Kilometer fraß und ich, die Ellbogen auf das Lenkrad gestützt, die stille Landschaft bewunderte, packte mich die Lust, von unserer Route abzubiegen, 20, 50 oder 100 Kilometer in die Wüste hineinzufahren, dort den Wagen abzustellen und den Schlüssel wegzuwerfen. Die Vorstellung, an einem Ort zu sein, von dem keiner weiß, vor allem nicht der deutsche Finanzminister, hat etwas unglaublich Verführerisches. Vielen Menschen, die die Wüste bereisten, ging es ähnlich. Nach und nach verfielen sie der großen Leere. Fritz Mühlenweg, der im Jahr 1927 Sven Hedin auf seiner letzten Expedition von Baotou nach Ürümqi durch die Wüste Gobi begleitete, notierte in seinem Tagebuch: »Jetzt bin ich das dritte Mal in der mongolischen Wüste. Jedes Mal ist es noch schöner.« Der britische Reiseschriftsteller Richard Grant schrieb in seinem Buch *Ghost Riders:* »Die Wüste erweckt im Menschen den Wunsch nach Mobilität auf einer instinktiven Ebene.« Auch in *Der Englische Patient* von Michael Ondaatje ist die Wüste ein zentrales Thema: »Ein Teil des menschlichen Bewusstseins passt sich der Wüste perfekt an«, schrieb Ondaatje. Alec Guinness lässt in *Lawrence von Arabien* einen beduinischen Stammesführer über westliche Leute, die der Wüste verfallen, sagen: »Sie bringen einen großen Hunger nach einsamen Orten mit. Hier können sie ihn stillen.« Und der deutsche Wüstenspezialist Bruno Baumann brachte es so auf den Punkt: »Wer aus der Wüste kommt, hat weniger Freunde. Weil ihn immer weniger Menschen verstehen können.«

Am Nachmittag erreichten wir Vanrhynsdorp, ein Städtchen an der Nationalstraße 7, die Kapstadt mit Namibia verbindet. Von August bis Oktober blühen hier mitten in der Wüste Millionen von Wildblumen und sorgen für ein farbenfrohes Bild. Den Rest der Zeit passiert nichts. Jetzt war gerade der Rest der Zeit. Aber ich war hier mit einem Mann verabredet, der einem außergewöhnlichen Beruf nachgeht: Kersten Paulsen ist Wildpflanzensammler mit der Spezialisierung auf Heilpflanzen. Jahr für Jahr fährt er auf der Suche nach seltenen Pflanzen und Kräutern bis zu 100 000 Kilometer durch Südafrika, Namibia und Lesotho. Kersten hatte zugesagt, mich in die Karoo zu begleiten, um mir die letzten Bestände wild wachsender Hoodias zu zeigen. Ähnlich wie in den Gebieten der Khoi San ist die Heilpflanze auch in der Karoo vom Aussterben bedroht.

Als ich Kersten am vereinbarten Platz traf, trug er ein kurzärmliges Hemd und kurze Hosen, und anders bekam ich ihn auch die nächste Zeit nicht zu Gesicht. Selbst, als die Temperatur nachts auf unter O °C fiel und die Wüste am Morgen mit einer glitzernden Eisschicht überzogen war.

»Ich trage nur einen Monat im Jahr lange Hosen«, sagte er. »Das ist im August, also im tiefsten Winter. Der Rest vom Jahr gehört der kurzen Hose. Komme, was wolle.«

Ich mag Leute mit gesunden Prinzipien. Kersten war mir sofort sympathisch.

»Willst du eine künstliche Hoodiapflanzung sehen?«, fragte er. »Es gibt bisher nur wenige, weil diese Sukkulente schwer zu kultivieren ist.«

Klar wollte ich. Rolf, Bigy und ich stiegen in seinen Geländewagen. Eine halbe Stunde später hielten wir vor einer Ansammlung von Gewächshäusern.

»Eigentlich züchten die Leute hier Kakteen für den Export«, sagte Kersten. »Eines Tages kamen sie auf die Idee, es mit der Hoodia zu probieren, auch wenn sie kein Kaktus ist. Wie du siehst, haben sie's gut hingekriegt.«

Er hatte recht. Auf einem Feld in der Größe eines Fußballplatzes wuchs Hoodia, fein säuberlich in Reih und Glied. Zahlreiche Düsen besprühten sie mit Wasser. Die Pflanzen sahen gesünder und kräftiger aus als alle, die ich in der freien Natur zu Gesicht bekommen hatte.

»Ist das nicht zu viel Wasser?«, fragte ich.

»Sie sprühen nur alle zwei Wochen«, sagte Kersten. »Gestern war es hier drin so trocken wie draußen in der Wüste. Trotzdem wächst die Hoodia im Gewächshaus doppelt so schnell. Diese hier sind zweieinhalb Jahre alt und schon so groß wie fünfjährige Pflanzen in der Wildnis.«

»Was ist mit dem P 57?«, fragte ich. »Wächst es auch doppelt so schnell? Ist kultivierte Hoodia doppelt wirksam?«

Kersten lachte und gab mir keine Antwort. Dafür riet er uns, für die Fahrt ins Herz der Karoo viel Benzin, viel Trinkwasser und viel Sonnenschutzmittel einzupacken. Ich warf einen letzten Blick auf die Hoodia-Kulturen. Feine Wassertröpfchen perlten von ihnen ab, blitzend und blinkend wie Edelsteine.

Wir schlugen einen Weg Richtung Bokkeveldberge ein und erreichten nach ein paar Stunden den Van Rhyn Pass. Dieser ragt so steil aus der Ebene auf, dass die Voortrekker vor knapp 200 Jahren zehn Monate brauchten, um ihn zu überwinden. Am Fuß der Felswand hielt ich an und stieg aus. Der Berg führt senkrecht in die Höhe. Es ist unvorstellbar, wie die Buren schwer beladene Ochsenkarren, kleine Kinder und alte Frauen hochbrachten. Wie ich mussten sie mit offenem Mund dagestanden haben, im Kopf den Gedanken: Leute, das war es wohl. Doch sie spuckten in die Hände, konstruierten Seilwinden und zogen damit Ochsen wie

Menschen an Stricken hinauf. Heute führt eine Straße in lang gezogenen Serpentinen bis zum Gipfel, mit halsbrecherisch ausgebauten Kurven. In zehn Minuten ist man oben. Dort steht ein kleines Denkmal für die heroische Leistung der burischen Pioniere, doch die meisten Autofahrer brausen achtlos daran vorbei, froh darüber, von jetzt an 1000 Kilometer freie Fahrt vor sich zu haben.

Die Bokkeveldberge wirken wie eine Wolkengrenze. Wolken, die vom Atlantik kommend landeinwärts ziehen, regnen hier ab und sorgen für eine üppige Landschaft. Links und rechts der Straße wachsen mannshohe grüne Wedel.

»Was ist das?«, fragte ich Kersten.

Der Wildpflanzensammler lachte. »Rooibos«, sagte er, »eines der gesündesten Getränke der Welt. Willst du sehen, wie man es herstellt?«

Was für ein Glück, mit diesem Mann unterwegs zu sein, dachte ich, während Kersten auf Afrikaans in sein Handy sprach.

»Ich kenne einen Hersteller in der Nähe«, sagte er, »da können wir vorbeifahren.«

Eine halbe Stunde später bogen wir auf das Gelände der Rooibos-Farm von William Clark ein. Der Chef war ein kräftiger Mann Ende vierzig. Er schüttelte uns die Hand, sagte, dass er sich über unser Kommen freue und wie toll es sei, hier zu leben. Schließlich wachse der Rooibos nirgendwo anders so gut. Er führte uns durch seine Plantage. Rooibos sieht ein wenig aus wie Ginster. Seine nadelförmigen Blätter erhalten erst beim Fermentieren die eigentümlich rote Farbe, die ihm den Namen verleiht: Rooibos auf Afrikaans, Rotbusch auf Deutsch. Der Tee, der eigentlich keiner ist, denn er enthält weder Tein noch Koffein und so gut wie keine Gerbstoffe, wirkt beruhigend und bekämpft

Schlaflosigkeit, Übelkeit, Verstopfung und Sodbrennen. Mancher Heuschnupfenkranke schwört auf ihn, und selbst bei leichten Asthmaanfällen kann er helfen.

William Clark zeigte uns, wie frisch geernteter Rooibos gehäckselt und auf einem großen Platz in langen Streifen aufgehäuft wird. Zwei Tage intensive Sonneneinstrahlung genügen zur Fermentierung. Danach erfolgt die Auslese, und das war es auch schon. Genial einfach, wie oft bei wirksamen Heilpflanzen. William Clark servierte uns noch ein Tässchen Tee, dann rief ihn die Pflicht. Und uns die Wüste Karoo.

Kaum saßen wir im Wagen, sagte Kersten: »Vielleicht haben wir Glück. Es gibt eine Pflanze, die dem Rooibos ähnlich sieht. Die Zubereitung ist noch einfacher, doch ihre Heilkraft sprengt alle Vorstellungen. Leider ist sie ziemlich selten.«

»Wie heißt diese Wunderpflanze?«, fragte ich.

»In der Sprache der Sotho Lerumo-lamadi«, antwortete Kersten. »Das heißt Blut-Speer. Die Tswana-Heiler nennen sie Phetol – die Pflanze, die dich ändert.«

»Und wie sagt der Lateiner?«

»Sutherlandia.« Kersten wirkte auf einmal nachdenklich. »Ja, Sutherlandia. Irgendwo da draußen wächst sie.«

Die fruchtbare Landschaft der Bokkeveldberge blieb hinter uns zurück und machte einer steinigen Wüstenlandschaft Platz. Wir fuhren weitere 150 Kilometer Richtung Osten, um dann unvermittelt nach Süden abzubiegen. Nie im Leben wäre ich auf diesen Rüttelpfad eingebogen, aber der Mann mit dem grünen Daumen kannte jeden Stein in diesem Landstrich. Die Strecke war eine echte Herausforderung an Mensch und Material, aber da wir ohnehin in einem Unfallwagen saßen, hielten sich meine Sorgen um dessen Wohlergehen in Grenzen. Und meinen Lendenwirbeln konnte dieser Heilpflanzenkenner sicher mit dem einen oder anderen wirksamen Kraut helfen.

Nach ein paar Stunden erreichten wir die Farm Gansfontein. Farm ist zu viel gesagt: In einer Senke duckten sich zwei Steinhäuser. Um sie herum lag viel rostiges Material, welches unter der brutalen Sonne vor sich hin glühte. Kersten bat mich, im Wagen zu bleiben, da er mit dem Besitzer unter vier Augen sprechen wollte.

»Sie sind ein bisschen eigen, die Leute hier draußen«, sagte er.

Kersten verschwand im Haus und tauchte nach 20 Minuten wieder auf. Alleine. Wer immer sich dieses Fleckchen Erde als Wohnsitz ausgesucht hatte, dem war nicht nach Gesellschaft zumute.

Über eine steinige Piste erreichten wir ein Tal, überquerten eine sandige Pan und fuhren auf der anderen Seite wieder hinaus. Immer wieder hieß mich Kersten abzubiegen. Nach einer Weile wurde mir klar, dass wir auf diese Art eine lang gestreckte Hügelkette umrundeten. Danach ging es im Zickzack durch ein weites Tal, dann durch ein weiteres, noch eines und noch eines. Endlich sagte Kersten: »Halt! Wir sind da.«

Vor uns lag eine kilometerlange Ebene, die sich flimmernd am Horizont verlor. Sie war mit braunem und schwarzem Geröll übersät. Dazwischen wuchs wilde Hoodia, so weit das Auge reichte.

»Die Farm Gansfontein hat 6000 Hektar«, sagte Kersten, als wir mit Messer und Eimer bewaffnet losmarschierten. »Darauf wächst genug Hoodia für eine jährliche Ernte von 15 Tonnen. Pass auf, dass du dich nicht schneidest.«

Das war ein Hinweis zur rechten Zeit, denn die Dornen der Sukkulente sind spitz wie Dolche. Als wir eine besonders üppige Pflanze erreichten, schnitt Kersten ein Stück ab und reichte es mir. Wieder probierte ich. Dieses Exemplar schmeckte noch bitterer als das von Petrus Vaalboy.

»Und jetzt geht mein Hunger weg?«, fragte ich.

Kersten lachte. »Darüber lässt sich streiten. Klar, Hoodia kann vielen Leuten helfen. Aber nicht, wenn sie bei ihrer üblichen Ernährung bleiben. Wer Cola trinkt, Hamburger isst und danach Hoodia-Pillen einwirft, wird nicht abnehmen. Man darf nicht vergessen, dass die Khoi San ein anderes Leben führen als wir. Was bei ihnen funktioniert, ist nicht eins zu eins auf die westliche Lebensweise übertragbar.«

»Aber die Nachfrage nach Hoodia-Produkten ist gigantisch«, sagte ich.

»Weil die Werbung verspricht, dass Hoodia Pfunde purzeln lässt und keiner die entscheidenden Fragen stellt: Wie muss ich meine Ernährung ändern, damit mir die Heilpflanze helfen kann? Besitzt diejenige aus dem Gewächshaus die gleichen Eigenschaften wie die wild wachsenden Schwestern? Was passiert mit dem P57-Gehalt einer Pflanze, die kultiviert doppelt so schnell wächst wie in der freien Natur?«

Kersten schnitt ein paar Pflanzen ab, legte sie in den Eimer. Dann stand er lange Zeit schweigend da, als müsse er über das Gesagte nochmals nachdenken.

»Wie immer Hoodia funktioniert«, sagte er endlich, »die Pflanze ist ein Wunder. Obwohl sie so gut wie kein Wasser bekommt, bildet sie an der Schnittstelle in kürzester Zeit Ableger. Das macht ihr so schnell keiner nach.«

Viele Fragen, wenige Antworten: So stellt sich die Situation im Fall Hoodia dar. Allein in Deutschland sind 55 Prozent aller Frauen und 67 Prozent der Männer übergewichtig. Kein Wunder, dass es viele Menschen gibt, die gerne zu einem funktionierenden Schlankheitsmittel aus der Natur greifen würden. Vor allem im Internet ist das Angebot an Hoodia-Produkten unüberschaubar.

»Wenn in allen Pillen, Kapseln und Dragees, auf denen Hoodia steht, Hoodia drin wäre«, sagte Kersten, »müsste es riesige künstliche Kulturen geben oder die Wüste voller Pflanzen stehen. Danach sieht es aber nicht aus, oder?«

Kersten hatte recht. Wir fuhren nördlich der Zederberge in weiten Bögen durch die Karoo.

Immer wieder hielten wir an, weil er eine Stelle kannte, an der Hoodia wuchs. Doch so viele wie auf Gansfontein bekamen wir nirgends mehr zu Gesicht. Dagegen erreichten wir häufig Plätze, an denen keine Hoodia mehr stand, weil Wilderer die einjährige Schonpause nicht eingehalten hatten.

»Was steckt dann in den Pillen?«, wollte ich wissen.

»Wer weiß? Eselsmist vielleicht? Ich kenne genügend Leute, denen es egal ist, was sie verkaufen. Hauptsache, der Rubel rollt.«

Und das tut er. Obgleich kaum jemand weiß, was sich hinter P57 verbirgt, preisen Hoodia-Verkäufer diese Formel als heilbringendes Elixier an. Dabei ist noch nicht einmal klar, ob eine oder mehrere Komponenten den appetithemmenden Stoff ausmachen. Dazu kommt, dass die Khoi San mit Hoodia nicht nur ihren Hunger, sondern auch ihren Durst unterdrücken. Deshalb können Hoodia-Produkte gefährlich für Menschen auf Diät sein.

Seit wir mit Kersten unterwegs waren, unterwarf ich mich dem Selbstversuch. Ich aß Hoodia und verzichtete auf unsere leckeren Stullen. Doch als Kersten an unserem letzten Abend einen rubinroten Cabernet Sauvignon aus Franschhoek entkorkte, der unbestrittenen Gourmet-Hauptstadt Südafrikas, konnte ich nicht länger widerstehen. Wir saßen um das Feuer, über uns ein Sternenhimmel, wie er nur noch an Orten dieser Welt zu sehen ist, die keine Luftverschmutzung kennen. Es war empfindlich kühl geworden. Ich war froh über meinen warmen Pullover, während Kersten, unbeirrt in kurzen Hosen, von seinen spannenden Fahrten erzählte. Häufig war er mit einer Ölpresse unterwegs, um gleich vor Ort frisches Öl aus wertvollen Heilpflanzen zu gewinnen. Ich beneidete ihn um seinen Beruf – und um sein Zuhause in Hermanus, einem ehemaligen Fischerdorf am Atlantik, in dem man vom Land aus Wale beobachten kann. Natürlich kannte Kersten den berühmten Walschreier von Hermanus, der laut rufend durch den Ort geht, wenn die Tiere eintreffen. Früher war das ein hoch angesehener Beruf, heute ruft der Walschreier nur noch für die Touristen.

Am nächsten Morgen brachen wir zeitig auf. Obwohl er ständig Ausschau hielt, hatte Kersten keine Sutherlandia entdeckt.

»Sie ist eine Pionierpflanze und wächst nur in Gegenden, in denen es keine Konkurrenz gibt«, erklärte er. »Bricht zum Beispiel irgendwo Feuer aus, gehört Sutherlandia zu den ersten Pflanzen, die sich danach ansiedeln. Ziehen andere nach, verschwindet sie wieder. Eine echte Pionierin also, eine Nomadin unter den Heilpflanzen.«

Aus diesem Grund ist sie selbst für traditionelle Heiler schwer zu finden. Dort, wo man sie das letzte Mal angetroffen hatte, war sie heute nicht mehr.

Die Karoo ist von Bergen umgrenzt, die Regenwolken abhalten; deshalb ist sie so trocken. Gegen Mittag entdeckte ich die ersten Ausläufer der Hexrivierberge, die wie die Bokkeveldberge im Nordwesten als Wolkenbremse fungieren. Hinter den bis zu 2300 Meter hohen Gipfeln liegt die Weingegend um Wellington, Paarl und Stellenbosch.

»Da!«, rief Kersten plötzlich. »Wir haben Glück!«

Ich bremste. Direkt am Straßenrand stand ein grünes Gebüsch. Es war 1,50 Meter hoch, sah den Rooibos-Wedeln auf den ersten Blick ähnlich, und einen zweiten Blick hätte ich der unscheinbaren Pflanze nicht geschenkt.

Kersten brach ein Stückchen ab, reichte es mir und sagte: »Probier mal!«

»Nach dir«, wollte ich sagen, doch er kostete schon selbst und verzog das Gesicht. Gegen den Geschmack der Sutherlandia war Hoodia süßes Naschwerk.

»Wenn bitter hilft«, sagte ich, »muss sie enorme Kräfte haben.«

»Die traditionellen Heiler aller Volksgruppen nutzen Sutherlandia seit Jahrhunderten«, sagte Kersten. »Bei schweren Erkrankungen wie Krebs – aber auch gegen Depressionen und Magenverstimmungen. Sutherlandia ist eine Art Generalkur. Doch es war ein weißer Südafrikaner, der sie zum ersten Mal gegen das HI-Virus einsetzte.«

»Gegen Aids?«, fragte ich. Davon wusste ich nichts.

»Triff dich mit Nigel Gericke, wenn du nach Kapstadt kommst«, sagte Kersten. »Er setzt Sutherlandia im KwaZulu-Natal ein, wo bereits 80 Prozent der Bevölkerung HIV-positiv sind. Und fahr bei Uli Feiter vorbei. Dem gelang es, sie zu kultivieren.«

Ich betrachtete die Pflanze. Bei Krebs, Depressionen und Aids einsetzbar, dachte ich. Dabei sah sie aus wie ein x-beliebiger Grasbüschel.

Offenbar konnte Kersten meine Gedanken lesen. Er lachte. »Die spektakulärsten Heilpflanzen«, sagte er, »kommen ganz gewöhnlich daher. Bei Menschen soll's übrigens ähnlich sein.«

Ich freute mich auf Kapstadt. Nach unseren wochenlangen Touren durch Steppe, Wüste und Einöde sagte selbst der Nomade in mir, dass gegen eine anständige Dusche und ein ordentliches Bett nichts einzuwenden sei. Als wir uns aber der Stadt näherten und zwischen Somersetwes und einem Vorort mit dem verlockenden Namen Strand drei Stunden im Stau schmorten, hätte ich am liebsten umgedreht, um zurück in die Einsamkeit zu gelangen.

Als der Kaufmann Jan van Riebeeck im Auftrag der Holländisch-Ostindischen Handelskompanie 1652 in der Table Bay landete, um einen Kiosk für Schiffsleute auf dem Weg nach Indien aufzumachen, hatte er keinen Schimmer, dass sich ein paar Jahrhunderte später eine Stadt mit über einer Million Einwohner zwischen Tafelberg, Signal Hill und Lion's Head zwängen würde. Doch die Siedlung wuchs und wuchs, vor allem zu jener Zeit, als sie der Mittelpunkt der britischen Kapkolonie war.

Seit dem Jahr 2006 leben erstmals in der Menschheitsgeschichte mehr Menschen in Städten als in ländlichen Gebieten. Während eine Stadt wie London zur Zeit der industriellen Revolution 100 Jahre brauchte, um seine Einwohnerzahl zu versiebenfachen, wachsen Städte wie Dhaka in Bangladesch, Bombay in Indien oder Laos in Nigeria um das 40-fache in der Hälfte der Zeit. In den Top Ten der sogenannten Mega-Städte (mehr als zehn Millionen Einwohner) finden sich mit Ausnahme von New York und Tokio nur Städte im Süden unserer Welt: In Asien, in Mittel- und Südamerika und in Afrika. Schätzungen der UNO sagen, dass bis zum Jahr 2050 90 Prozent der Weltbevölkerung in Städten leben werden. Auch in Südafrika macht sich die Landflucht überall bemerkbar. Die Slums wuchern in alle Richtungen. Nyanga, der größte Slum von Kapstadt, befindet sich gleich hinter dem Internationalen Flughafen. Die meisten Besucher bekommen von ihm nichts mit, denn die historische Innenstadt lockt sie mit einer Unmenge an Attraktionen. Da gibt es das House of Parliament und die City Hall, das berühmte Rathaus aus dem Jahr 1905 mit seinem Fassadenmix aus italienischer Renaissance und englischem Kolonialbaustil. Nicht weit davon entfernt steht das Castle of Good Hope, das älteste Gebäude Südafrikas aus dem Jahr 1666. Den bekannten rot leuchtenden Uhrturm findet man an der Victoria and Alfred Waterfront, zu der man besser mit dem Taxi fährt, weil das Viertel rund um den Bahnhof zu Kapstadts gefährlichsten Stadtbezirken zählt.

Ich steuerte unseren Bus über die weit geschwungenen Stelzenstraßen von Kapstadt. Es war klar, dass Herr von Riebeeck keinen Gedanken daran verschwendet hatte, dass seine Nachfahren mit dem Auto in die Stadt fahren wollen. Ansonsten hätte er einen weniger beengten Platz für seine Niederlassung gesucht. Mein Ziel lag in der Nähe von Muizenberg, wo Roger Chennels arbeitete. Der Anwalt hatte 1998 zum ersten Mal einen gerichtlichen Sieg für die Buschmänner erstritten und war später durch seinen Feldzug gegen ein paar internationale Pharmakonzerne berühmt geworden. Sein Büro war in einem bescheidenen Holzhaus untergebracht, und da wir drinnen vor lauter Aktenberge keinen Platz zum Sitzen fanden, gingen wir hinaus in den Garten. Roger balancierte auf einem großen Gummiball, ähnlich dem, den ich zu Hause am Schreibtisch benutze. Willkommen im Club der Rückengeschädigten.

»Wo zwickt's denn?«, fragte ich.

Roger verzog das Gesicht. Auch das kannte ich. In unserer Clubsprache heißt das: überall.

»Die Khoi San kennen doch ein tolles Mittel gegen Rückenschmerzen: die Teufelskralle«, sagte ich. »Die Nachfrage ist riesig. Weshalb macht gerade die Hoodia Schlagzeilen?«

»Für die Khoi San ist der Busch eine große Apotheke«, antwortete Roger. »Gerade deshalb ist der Hoodia-Fall ein spezieller. Teufelskralle wächst auch in anderen Gegenden, Hoodia dagegen nur dort, wo die Khoi San seit 30 000 Jahren leben. Daher stellt sich die Frage, ob man daraus eine Rechtsgrundlage ableiten kann. Wenn ja, ergeben sich für die Buschleute Rechte auf die Schätze ihres Landes, von denen sich andere reichlich bedienen. Sobald so etwas in einem anderen Land der Welt passiert, zum Beispiel mit Öl, gibt es Krieg. Schauen wir uns nur den Irak und Amerika an, oder Nigeria und – natürlich – wieder Amerika. Vielleicht sollten wir uns nicht wundern, dass vor allem amerikanische Pharmakonzerne in diese Sache verwickelt sind. In den USA herrscht eine andere Rechtsauffassung …«

»… die vor internationalen Gerichten nicht anerkannt wurde.«

Roger lächelte. »Wir haben ein paar Erfolge erzielt. Den ersten 1998, als es uns gelang, den Buschleuten einen kleinen Teil ihres Siedlungsgebiets gerichtlich zu sichern. Es war ein Anfang, für den sich die Welt aber nicht interessierte. Das änderte sich, als Hoodia von einem Unternehmen untersucht und patentiert wurde. Diese Meldung ging um die Welt, weil das Unternehmen die Sache nicht mit den Buschleuten abgesprochen hatte. Ich wurde als Anwalt der Khoi San um Hilfe gebeten. Wir drohten, einen internationalen Prozess gegen zwei Firmen anzustrengen.«

»Pfizer und Phytopharm?«

»Pfizer in den USA, Phytopharm in England. Es gelang uns, eine Einigung zu erzielen. Sie sichert den Buschleuten Tantiemen, sobald das Hoodia-Mittel auf den Markt kommt.«

»Aber es werden bereits Abertausende Hoodia-Produkte im Internet verkauft. Müssten die Khoi San nicht auch dafür etwas bekommen?«

»Stimmt. Doch wer so freizügig mit seinem Wissen umgeht wie die Khoi San, darf sich nicht wundern, wenn es ihm gestohlen wird. Mittlerweile sind sie misstrauisch geworden und lernen, keinem mehr zu trauen. Die Hoodia-Anbieter haben sich die Rechte am Wissen der Khoi San illegal angeeignet und verkaufen ihre Produkte unrechtmäßig. Deshalb ist die Pflanze in der Kalahari fast ausgerottet.«

»Hoodia gibt es vor allem im Internet. Unternehmen Sie etwas dagegen?«

»Das Internet ist schwer zu kontrollieren. Außerdem ist noch immer unklar, ob Hoodia tatsächlich das Schlankheitsmittel der Zukunft ist. Deshalb muss die Buschmannnahrung wissenschaftlich untersucht werden, was ja im Moment geschieht. Dann müssen die Ergebnisse offengelegt werden. Erst danach können wir klare Regelungen vereinbaren, die dafür sorgen, dass die Khoi San nicht länger über den Tisch gezogen werden. In beiden Punkten steht die Pharmaindustrie in der Pflicht. Aber auch der Verbraucher: Es kann ihm nicht gleichgültig sein, dass er für teures Geld Hoodia kauft, die zum einen gestohlen wurde und zum anderen vielleicht gar nicht wirkt.«

»Mit Ihrer Arbeit«, sagte ich, »machen Sie sich keine Freunde. Fühlen Sie sich sicher?«

Wieder lächelte Roger Chennels. Er wägte seine Antwort lange ab. Dann sagte er: »Also, ich würde sagen, im Augenblick eigentlich schon.«

Nach einer Studie der evangelischen Landeskirche stieg der durchschnittliche Medienkonsum auf 10,5 Stunden pro Tag im Jahr 2006. Spitzenreiter ist noch immer das Fernsehen mit 224 Minuten Konsum pro Tag, vor dem Radio mit 222 Minuten. Dass die Nutzungsdauer des Internets rasant steigt, überrascht nicht. Wie die evangelische Kirche aufzeigt, wurden 2006 im Internet für 30,5 Milliarden Euro Pornographien erworben. 40 Prozent aller Kinder gelangten beim Surfen auf Pornoseiten, und die Hälfte der Erwachsenen, die zur Eheberatung kamen, gaben als Gründe Flirt-Lines, Chatrooms und Partnerbörsen an. Neben der Sexindustrie profitierte nur noch die Pharmaindustrie von einem derartigen Zulauf: Die Onlineverkäufe pharmazeutischer Produkte sind in den letzten Jahren so stark gestiegen, dass die Apotheke um die Ecke mittlerweile ums Überleben kämpft. Hoodia – oder Produkte, auf denen Hoodia steht, auch wenn anderes drin ist – gehört zu den meistverkauften Online-Heilmitteln.

Um einen Hoodia-Internethändler zu einem Treffen zu bewegen, war mehr als ein Telefongespräch nötig. Am Ende hatte ich eine Adresse in Bloubergstrand. Das wunderte mich nicht, denn es ist der Vorort von Kapstadt, in dem die Reichen und Superreichen residieren. Von hier genießt man den schönsten Blick auf den Tafelberg. Wie gigantische Wellen wälzten sich Wolkenungetüme über den Berg, um auf der anderen Seite in null Komma nichts von der Sonne aufgelöst zu werden. An diesem schönen Fleckchen Erde lebte der Internethändler Dusty Parker, einer der erfolgreichsten seiner Zunft.

In seiner Villa dominierte die Farbe Weiß: Weiße Wände, weiße Bilder in weißen Rahmen, weiße Teppiche, weiße Ledergarnituren und auch der Hausherr begrüßte mich in Weiß. In meinen Wüstenklamotten kam ich mir fehl am

Platz vor. Doch Dusty war ein höflicher Mensch und nahm mir rasch die Illusion, dass ihn nur eines interessierte, nämlich schnöder Mammon.

Nein, mehr noch interessierte ihn seine Jacht. Sie sei ganz neu, erzählte er mir, natürlich weiß, und sie warte darauf, ihn hinaus auf den glitzernden Atlantik zu tragen. Deshalb wolle er gerne wissen, was es mit meinem Besuch so auf sich habe. Ich gebe zu, am Telefon hatte ich mich ein wenig verstellt und mich für einen Kaufpartner ausgegeben. Als ich jetzt mit der Wahrheit herausrückte und ihn fragte, weshalb er Hoodia in die ganze Welt verkaufe, ohne sicher zu sein, dass die Heilpflanze auch wirke, erwischte ich ihn keineswegs auf dem falschen Fuß.

»Unsere Philosophie ist klar«, sagte er. »Die Leute sollen unsere Produkte ausprobieren und dann entscheiden, ob sie davon profitieren.«

»Was ist, wenn sie es nicht tun?«

»Wir bieten eine hundertprozentige Geld-zurück-Garantie. Wer unzufrieden ist, den kostet die Ware nichts.«

»Sie meinen, Jim Grant aus East Haddam, Connecticut, USA, der 160 kg auf die Waage bringt, schickt die vier Döschen Hoodia nach Südafrika zurück, weil er nicht abgenommen hat?«

»Wir können diesen Service nur anbieten. Wie der Kunde entscheidet, liegt ganz bei ihm.«

»Was ist, wenn die Hoodia Mister Grant schadet? Schließlich ist nicht einmal das geklärt.«

»Daran glauben wir nicht. Und was unsere Kunden außer Hoodia zu sich nehmen, können wir nicht kontrollieren. Das liegt außerhalb unserer Verantwortung.«

Dusty Parker war so glatt und geschmeidig wie ein Politiker vor dem Untersuchungsausschuss.

»Also gut«, sagte ich, des Katz-und-Maus-Spiels überdrüssig. »Was ist drin in Ihren Produkten? Eselsmist?«

Falls ich gedacht hatte, dass Dusty Parker sich provozieren ließe, hatte ich falsch gedacht.

»Unsere Bezugsquellen sind eindeutig und nachweisbar«, sagte er. »Wir unterstützen sogar die Khoi San, obwohl wir das gar nicht müssen.«

Er sah aus dem Fenster, wo seine Jacht und die salzige Luft des Atlantiks lockten. Drinnen saß nur ich, und irgendwie verging mir die Lust, einem Mann auf den Zahn zu fühlen, der es geschafft hatte, zwei Kulturen auszunutzen: die der Khoi San, die ohnehin nicht überleben wird, und die westliche Konsumwelt, bei der das auch nicht sicher ist. Ich trank meinen Orangensaft, das einzig nichtweiße Objekt in Dustys Haus. Dann fragte ich: »Was waren Sie von Beruf, bevor Sie die Dicken der Welt beglückten?«

Auf einmal senkte sich ein Schatten über Dustys Gesicht. »Pilot«, antwortete er. »Und wissen Sie was? Ich wäre heute noch Pilot, wenn meine Gesundheit mitgemacht hätte. Hat sie aber nicht. Damals hätte ich jede Pille geschluckt, wenn sie mir Hoffnung gegeben hätte.«

Das ist es: Mit Hoffnung lässt sich eine Menge Geld verdienen. Dusty Parker hatte seine Lektion gelernt. Seine Kunden auf der ganzen Welt glaubten an ihn. Und allein der Glaube versetzt oft Berge. Auf einmal fühlte ich mich erschöpft. Ich hatte Kopfschmerzen und das Gefühl, dass ich Urlaub brauchte. Und zwar sofort, ohne lange Umschweife. Ich erhob mich, wünschte Dusty einen schönen Tag und machte mich vom Acker.

7

Von Kapstadt nach Hamburg und wieder zurück

Wir erfahren, welche Wirkung der Drink Rusty Nails hat, dass man in Hamburg prima baden kann und in Addo neugierige Elefanten findet. In Knysna erleben wir, wie sich die Schere zwischen Arm und Reich immer weiter öffnet.

Südafrika ist ein ideales Urlaubsland und Kapstadt der optimale Ausgangspunkt für eine Fahrt ins Blaue. Rolf und ich schlenderten durch die Einkaufspassagen der Victoria und Alfred Waterfront in Kapstadt, Bigy hatten wir in einem Schuhladen verloren. Zu Hundertschaften kamen uns hübsche Frauen entgegen, die dort auch eingekauft hatten und uns mit ihren Stilettos die Füße perforierten. Uns blieb nur die Flucht, und die führte direkt in die Oysterbar. An der Tür hing das Schild »Drink of the Night – Rusty Nails«, was uns hätte zu denken geben müssen. Tat es aber nicht. Wir nahmen in einer schummrigen Ecke Platz, bestellten eine Runde Rostige Nägel und schauten uns um: Südafrika ist ohnehin ein Schmelztiegel, und zusammen mit den Touristen aus aller Welt ergibt das ein ganz besonderes Flair. Dieses wiederum hatte den Barmann zu seiner Kreation Rusty Nails angeregt. Er kippte alles rein, was flüssig war und mindestens 60 Prozent Alkohol hatte. Nach dem dritten Glas fühlte ich mich tatsächlich, als hätte ich rostige Nägel verschluckt. In diesem Zustand macht man die komischsten Sachen. Ich dachte an die holde Weiblichkeit, ich dachte an Stilettos, ich zog mein Telefon heraus und wählte die Nummer von Beate, meiner Frau.

Wer lange Zeit unterwegs ist, sollte so etwas nicht tun. Ein Anruf zu Hause weckt die Sehnsucht, und die ist kein guter Reisebegleiter. Meinem Kumpel Rostiger Nagel war das aber egal, er haute für mich die Nummern in die Tasten, und als sich die Stimme von Beate meldete, war ohnehin alles zu spät.

»Ich bin's«, sagte ich. »Setz dich in den nächsten Flieger und komme nach … Moment, wo sind wir?«

Rolf, der nach dem ersten Glas klugerweise auf Bier umgestiegen war, sprang in die Bresche.

»Oysterbar, Kapstadt«, sagte er.

»Komm in die Oysterbar, Kapstadt«, sagte ich.

Die Leitung rauschte. Dazwischen hörte ich die Stimme meiner Frau.

»Jetzt gleich?«, fragte sie.

Ich winkte den Kellner herbei, bestellte einen weiteren Rostigen Nagel und sagte: »Genau.«

»Okay«, war die Antwort. »Dann mach ich das.«

Es knackte in der Leitung, und schon war sie weg. Dafür stand ein neuer Rusty Nail vor mir. Wir stießen an, wir tranken. Um uns herum wogte vergnügungssüchtiges Volk, aus den Lautsprechern plärrte eine Musik mit viel Bass und wenig Melodie, und vor mir sah ich Beates Gesicht in den endlosen Weiten der Karoo, die ich ihr so gern gezeigt hätte. Ein paar Worte am Telefon und das Verlangen hatte mich im Griff.

Nach einem weiteren Rostigen Nagel sagte Rolf: »Vielleicht solltest du nochmals anrufen. Nicht, dass sie es ernst meint.«

Ich wählte die Nummer. Beim zwanzigsten Klingeln nahm Beate ab.

»Warum dauert das so lange?«, fragte ich.

»Ich packe. Hab schon den Flug gebucht. Was werden wir tun?«

Was soll ich sagen? Meine Erschöpfung, meine Kopfschmerzen – alles war wie weggeblasen! Ich hob meinen Rusty Nail, prostete der Welt zu und sagte: »Ist doch klar! Wir machen Urlaub!«

Beate und ich machen nie Urlaub, aber das fiel mir erst später wieder ein. Obwohl wir ständig unterwegs sind, kommt dieses Wort bei uns nicht vor. Urlaub klingt für mich nach organisierter Langeweile, nach Ballermann und 40 Kilometer Stau zwischen München und Kufstein. Dabei kann es auch anders sein, und als ich klein war, war es auch immer anders gewesen. Einmal im Jahr packten meine Eltern das Auto, steckten uns Kinder hinein, und wir fuhren nach Süditalien oder Spanien. »Auf einer Arschbacke« riss mein Vater die 1400 Kilometer herunter, während meine Mutter schlief und wir Kinder uns auf dem Rücksitz die Haare ausrupften. Am Urlaubsort bezogen wir einen Bungalow, und die nächsten paar Wochen hielten wir uns am Strand auf. Meine Eltern schätzten es, von morgens bis abends in der prallen Sonne zu brutzeln, und auch mir war das der liebste Platz. Dort fand ich Freunde, die zwar eine andere Sprache sprachen als ich, mit denen ich mich aber trotzdem bestens verstand. Wir spielten, schwammen, tauchten; ich fand die große Urlaubsliebe und schwor ihr ewige Treue, die so lange hielt, bis der Regen in Deutschland die schönen Erinnerungen weggeschwemmt hatte. Mit etwas Glück war dann der nächste Urlaub nicht mehr weit.

All das änderte sich, als ich das erste Interrail-Ticket kaufte. Ich war 16 Jahre alt und hatte plötzlich ganz Europa und halb Nordafrika als Reiseziel zur Auswahl. Natürlich wollte ich alles sehen, und auf einmal wurde der Urlaub zur Maloche. Wie viele Interrailer hetzte ich durch den Kontinent, mit dem Ergebnis, dass ich außer Bahnhöfen und

Nachtzügen kaum etwas zu Gesicht bekam. In Venedig war ich eineinhalb Stunden, in Budapest drei und in Bordeaux zwei. Hin und wieder traf ich Reisende, die es cooler anpackten, sich treiben ließen. Sich treiben zu lassen ist eine Lebenskunst, die gelernt sein will, und dafür benötigte ich noch viele weitere Interrail-Touren. Die letzte brachte mich nach Genua, dort auf ein Schiff nach Sardinien und an einen Strand, der von Althippies und Aussteigern bevölkert war. Ich blieb den ganzen Sommer lang. Wir spielten, schwammen, tauchten, kloppten uns mit den Carabinieri, die unsere Lebensweise nicht mit den Grundsätzen der katholischen Kirche vereinbar sahen; ich fand die große Urlaubsliebe und schwor ihr ewige Treue, die so lange hielt, bis der Regen in Deutschland die schönen Erinnerungen weggeschwemmt hatte.

Und ich hatte gespürt: Ich war angekommen. Zum ersten Mal hatte ich den Kräften vertraut, die stärker sind als wir, hatte mich durchs Leben treiben lassen. Etwas Besseres kann man nicht machen. Ich bestellte einen letzten Rusty Nail, und dann noch einen letzten und schließlich einen allerletzten.

Am nächsten Tag verabschiedete ich mich von Rolf und Bigy, die auf eigene Faust eine Runde durchs Land drehen wollten. Als ich Beate am Flughafen in die Arme schloss, schienen Jahre seit unserem Abschied vergangen. Sie war in der Zwischenzeit in Uganda gewesen und hatte wie ich eine Menge zu erzählen. Dazu kam es aber nicht. Beate küsste mich und sagte: »Für jemand, der gerade aus der Wüste kommt, bist du ziemlich bleich um die Nase.«

Was sollte ich ihr lange von den Nachwirkungen Rostiger Nägel erzählen? Ich führte sie zum Bus und fragte: »Hast du deinen Bikini dabei?«

»Klar.«

»Dann lass uns zum Strand fahren.«

»Große Badewanne« nennen die Einheimischen die Küstenregion zwischen Port Elizabeth und Durban. Das ganze Jahr über ist das Wasser des Indischen Ozeans warm, die Strände sind superbreit, ewig lang und meistens einsam. Einer davon erstreckte sich hinter dem Örtchen Hamburg, welches seinen Namen deutschen Veteranen aus dem Krimkrieg von 1857 verdankt. Denen hatte man für ihre Kriegsdienste Land versprochen. So kamen sie nach Südafrika und besiedelten die Gegend um East London, wo der Fluss Buffalo in den Indischen Ozean mündet. Im Rahmen der Städteumbenennung gehört East London seit dem Jahr 2000 zur Gemeindeverwaltung von Buffalo City. Hamburg, Berlin und Potsdam – alles Ortschaften ehemaliger Krim-Veteranen – haben ihre Namen noch behalten.

Wir badeten ausgiebig, machten einen Strandspaziergang fünf Kilometer in die eine Richtung, fünf Kilometer in die andere, ohne dass wir eine Menschenseele trafen. Wir sprachen über unsere Erlebnisse. Beate war in Uganda in einem Aids-Waisendorf gewesen, in dem ein paar hundert Kinder lebten.

»Die Eltern sind tot, die Kinder alle HIV-positiv«, sagte sie.

Was sie gesehen hatte, ließ sie nicht los. Das konnte ich gut verstehen: Als ich klein war, wohnten wir in einer Wohnung ohne warmes Wasser und mit nur einem Kohleofen. Meine Mutter hatte alle Hände voll zu tun, uns Streithähne auseinanderzuhalten, während mein Vater auf den Straßen Europas unterwegs war, um Geld zu verdienen. Wir hatten nicht viel, aber wir hatten die Chance, aus unserem Leben etwas zu machen. HIV-positive Waisen haben das nicht.

»Was können wir tun?«, fragte ich.

»Ich weiß nicht«, sagte Beate, »aber ich werde es herausfinden.«

Am Abend bestiegen wir einen motorisierten Kahn, der bei einem Hausboot auf dem Bushmans River vor Anker lag. Sein Besitzer hieß John Miles, und er versprach uns eine Fahrt flussabwärts bis zur Mündung in den Indischen Ozean. Wir nahmen Platz, John warf uns zwei Dosen Bier zu, und los ging es. Eine warme Brise wehte, links und rechts glitten Sandbänke vorbei, auf denen Vögel brüteten. Das schmeckte nach Urlaub, ganz klar, und als sich Beate gegen mich lehnte, dachte ich ernsthaft darüber nach, meine Einstellung zu diesem Wort zu überprüfen. Ich schwärmte ihr von der Karoo vor und wie wir am Ende die seltene Heilpflanze Sutherlandia gefunden hatten.

»Klingt ja interessant«, bemerkte Beate.

Wenn meine Frau »klingt ja interessant« sagt, führt sie immer etwas im Schilde.

Wir erreichten die Mündung des Bushmans River. Dort, wo Süß- und Salzwasser brodelnd aufeinandertrafen, stieg milchig weiße Gischt auf. Möwen kreisten und stießen laut kreischend ins Meer hinab. Der Kahn tanzte auf den Wellen, und ich spürte, dass dies der Ort war, an dem man Lebenspläne über Bord schmeißt und Neues beginnt.

»Sutherlandia kann also angebaut werden?«, fragte Beate.

»Ja. Ist aber sehr schwierig.«

»Freu mich darauf, das zu sehen.«

»Moment mal! Ich dachte, wir wollten Urlaub machen?«

»Tun wir ja. Urlaub auf einer Heilpflanzenfarm.«

Doch erst einmal übernachteten wir in Grahamstown, einer Universitäts- und Bischofsstadt mit 56000 Einwohnern. Hier sah es so aus, wie man sich ein gutbürgerliches englisches Städtchen vorstellt: kleine Backsteinhäuser, eine trutzige Kirche und Schulkinder, die in Uniform durch die Straßen marschieren. Diese waren zum Teil so breit wie bei uns die Autobahnen, denn die ersten Siedler hatten den dringenden Wunsch verspürt, ihre achtspännigen Ochsenkarren zu wenden, ohne den Rückwärtsgang einlegen zu müssen. Grahamstown ist einer dieser Orte, in denen man bis heute nicht merkt, dass man sich in Afrika befindet. Erst beim Verlassen der Stadt, und zwar nicht auf der Hauptstraße, sondern auf einer holprigen Nebenstrecke, stößt man auf das übliche Township. Hier hausen ein paar tausend schwarze und farbige Menschen in windschiefen Baracken. Wieder einmal kam es mir so vor, als ob ein Schild vor der Stadt mit der Aufschrift »Wir müssen draußen bleiben« noch immer erfolgreich für die Trennung der Rassen sorgte.

Grahamstown rühmt sich mit allerhand Aktivitäten, an denen Touristen Gefallen finden: Mountainbiking, Klettern, Wandern, Hochseefischen, Tauchen und sogar eine Schiffswrack-Wanderung. Dieser Teil des Indischen Ozeans gehörte zu den schwierigsten Herausforderungen für die Seefahrer der Ostasienroute. Stürme, unterirdische Felsen und heimtückische Strömungen sorgten für zahllose Havarien, und glaubt man den alten Geschichten, lebten die Einwohner des Küstenstreifens nicht schlecht vom Unglück anderer. Wir frühstückten in einem Café, das auch in Dover, Bournemouth oder Prince-Charles-on-Sea stehen könnte.

Glücklicherweise wurden die Gäste nicht mit einem britischen Frühstück gequält. Es gab Früchte, frisches Brot, das seinen Namen auch verdiente, und hausgemachte

Marmelade ohne bittere Orangenschalen drin. Wir hauten kräftig rein. Dann stiegen wir in den Bus und fuhren von Grahamstown zum Addo Elephant Park. Dort leben jede Menge Elefanten, eine Handvoll Nashörner und auch ein paar Löwen. Als wir den Park erreichten, zogen dunkle Wolken auf, und lautes Donnergrollen kündigte ein Gewitter an. Am Eingang bezahlten wir unseren Obolus, nahmen eine Wegkarte in Empfang und versprachen hoch und heilig, das Auto nicht zu verlassen, sollten wir von einer Elefantenherde eingekreist werden. Das riesige Gebiet des Parks ist von schmalen Sträßchen durchzogen, und nach einer Stunde Fahrt wurde mir klar, dass nur die wenigsten auf der Karte eingezeichnet waren. Elefanten sahen wir keine, von Nashörnern und Löwen ganz zu schweigen. Ab und an kamen wir an einer Haltebucht vorbei, in der einige Autos parkten, weil man hier einen besonders schönen Rundblick auf eine der Wasserstellen hatte, von denen es hieß, dass man an ihnen immer Elefanten sehen könnte. Wir gesellten uns zu den Besuchern, glotzten nach vorne, nach hinten, nach links und nach rechts. Wir sahen viel Grün, viel Gebüsch, viele Bäume und sonst nichts.

»Hier gibt's keine Elefanten«, sagte ich, als wir weiterfuhren. »Die sind alle ausgewandert.«

»Erinnerst du dich an den Parc des Loups du Gévaudan?«, fragte Beate.

An den erinnerte ich mich gerne. Dieser Park liegt in der Nähe des Städtchens Florac in den südfranzösischen Cevennen. Dort gibt es eines der letzten Refugien für Wölfe in Westeuropa, mitfinanziert von Brigitte Bardot. Weil ich ein Wolf-Fan bin, fuhren wir hin, schauten uns um – und entdeckten nicht einen der über 200 Wölfe. Dann nahm uns Wildhüter Michel Le Brac unter seine Fittiche – und auf einmal sahen wir sie hinter jedem Baum und jedem Busch. Sehen, was wir nicht gewohnt sind zu sehen, müssen wir erst wieder lernen.

»Aber Elefanten sind groß«, sagte ich. »Die können sich doch nicht einfach verstecken!«

Kaum hatte ich den Mund geschlossen, trat ein Elefant aus dem Unterholz. Nach ihm ein zweiter, ein dritter und ein vierter. Ihnen folgten einige Elefantenkinder, und dann kam noch eine Gruppe erwachsener Elefanten. Sie bewegten sich elegant und geschmeidig, was angesichts ihres Umfangs ein Wunder ist. Die Elefantenkids waren gut drauf. Sie kämpften und wälzten sich im Staub, während sich die großen Tiere um unseren Bus scharten. Jetzt wurde mir klar, was der Mann am Eingang mit »unbedingt im Wagen bleiben« gemeint hatte.

»Vielleicht solltest du das Fenster hochkurbeln«, flüsterte meine Frau.

Normalerweise redet Beate nicht mit leiser Stimme. Nun konnte ich sie kaum hören. Der Grund lag an einem dicken Rüssel, der neugierig zum Fenster hereinkam und sich sehr für meine Mütze interessierte.

»Geht nicht«, flüsterte ich zurück. »Das würde ihm wehtun.«

»Dann gib ihm die Mütze!«

»Niemals! Oder … vielleicht … warum auch nicht.«

Doch der Elefant hatte bereits sein Interesse verloren. Er und seine Kumpels verschwanden so lautlos, wie sie im Unterholz erschienen waren.

»Von wegen, Elefanten können sich nicht verstecken«, sagte Beate mit dem Recht einer Frau, der erst vor kurzem ein paar ugandische Gorillas die Haare zersaust hatten. Mein Herz schlug bis zum Hals, aber ich war stolz: Ich hatte meine

Mütze gerettet. Vor ein paar Jahren war ich in Amerika im Kings Canyon, einem der spektakulärsten Naturparks von Nevada, gewesen. Die Ranger hatten gesagt, dass ich niemals, auf keinen Fall, ganz bestimmt nicht, alleine wandern sollte, aber irgendwie hatte ich weggehört. Sie sagten auch, wer unterwegs ist, muss ordentlich Krach machen, ein sogenanntes Bärenglöckchen tragen, mit einem Stock gegen Bäume schlagen, laut singen: All das mögen Bären nicht. Leider hatte ich auch das nicht mitbekommen. Das alles fiel mir erst wieder ein, als plötzlich vor mir ein ausgewachsener Braunbär auftauchte. Verdutzt schaute ich ihn an, und verdutzt schaute er mich an, und so standen wir eine ganze Weile. Es mögen nur Minuten gewesen sein, aber mir kamen sie wie Stunden vor. Dann dachte der Bär, an dem ist ja nichts dran – es ist tatsächlich schon ein paar Jahre her –, und trollte sich des Weges, während mein Herz laut genug schlug, um alle anderen Bären im Umkreis von zehn Kilometern zu vertreiben.

Erst der Bär, dann der Elefant. Fehlte nur noch das Nashorn. »Wenn wir welche sehen«, sagte ich, »steige ich aus und lass mir ein Autogramm geben.«

Beate sah mich an, wie sie mich immer ansieht, wenn sie darüber nachdenkt, weshalb sie ausgerechnet diesen Kerl geheiratet hat.

»Okay«, sagte sie. »Aber bring mir eines mit.«

Nach zwei Stunden waren wir auf eine weitere Elefantenherde gestoßen, dazu auf eine Handvoll Löwen, die nicht autogrammfreundlich aussahen. Von den Rhinos war weit und breit nichts zu sehen. Mittlerweile regnete es, Autos kamen uns schon lange nicht mehr entgegen, und überhaupt hatten wir uns völlig verfranzt.

»Wenn wir auf dieser Straße weiterfahren, kommen wir zum Tor«, sagte ich nach ausgiebigem Kartenstudium.

»Hältst du sie nicht verkehrt rum?«, fragte Beate.

»Hm. Dann also nicht zum Tor. Ich schlage vor, wir schauen einfach mal, wo wir rauskommen.«

Das Gute an einer verlorenen Orientierung ist, dass man Orte erreicht, die man sonst nie gefunden hätte. Die Straße endete abrupt vor einer Schlucht, und da weder Elefant noch Nashorn sich in der Nähe befanden, stiegen wir aus. Vor uns ging es mehrere hundert Meter in die Tiefe, wo sich ein breiter Fluss schlängelte. Es war ein atemberaubender Anblick, und wir konnten uns kaum sattsehen.

»Das muss der Bushmans River sein«, sagte ich. »Wir sind ziemlich weit vom Weg abgekommen.«

Da es bereits dämmerte, entschieden wir uns, auf einem holprigen Weg weiterzufahren. Der Pfad führte steil bergab, und ich hatte Mühe, den Bus auf Kurs zu halten.

»Da!«, sagte Beate auf einmal. »Halt an!«

Das musste sie nicht zwei Mal sagen. Vor uns stand ein Nashorn. Bei seinem Anblick wurde mir klar, dass ich noch nie ein Autogrammjäger war und auch gewiss keiner werden würde. Nashörner gehören zu den faszinierendsten Tieren der Welt. Sie geben uns eine wuchtige Vorstellung davon, welche wundersamen Geschöpfe einst die Erde bevölkerten. Man unterscheidet übrigens zwischen Spitzmaulnashörnern, Schwarzes Nashorn genannt, und Breitmaulnashörnern beziehungsweise Weißes Nashorn. Beide Namen sind aufgrund eines Fehlers in der Übersetzung falsch, denn das Afrikaanswort »wyde« für »breit« wurde als »white« für »weiß« übersetzt. Weil damit die eine Nashornart falsch benannt war, bekam die andere Art konsequenterweise die Bezeichnung »schwarz«. Nashörner sind aber immer grau. Auch das

Prachtexemplar vor uns scherte nicht aus der Reihe. Grau und ganz schön gefährlich. Das liegt an ihrem schlechten Sehvermögen, gepaart mit einem hervorragenden Geruch- und Hörsinn. Mit ihnen lokalisieren sie Gefahr, ohne sie zu sehen. Deshalb greifen sie sofort an. Aber offensichtlich rochen wir nicht gefährlich und hatten daher viel Zeit, dem Tier beim Grasen zuzusehen. Es war ein toller Anblick, den Koloss beim friedlichen Grünzeugmampfen zu beobachten. Im Jahr 1900 mampften noch eine Million Spitzmaulnashörner auf praktisch allen Savannen Afrikas, heute sind es gerade einmal zweitausend. Allein wegen ihres Hornes wurden diese einmaligen Tiere fast ausgerottet. Dem Horn sagt man vor allem in Japan eine aphrodisierende Wirkung nach, und von mir aus soll jedem, der es ausprobiert, ein ausgewachsenes Nashorn auf die Zehen treten. Ob ein weißes oder ein schwarzes ist mir dabei völlig egal.

Auf einmal kam Bewegung in das Tier. Mit erstaunlicher Geschwindigkeit verschwand es im Buschland, und es war, als vibrierte die Erde.

»Wie viel wiegt unser Bus«, fragte Beate.

»Knapp zwei Tonnen.«

»Und das Nashorn?«

»Dasselbe.«

»Es gibt Dinge, die will man gar nicht wissen.«

Wir folgten dem Weg, der immer steiler und enger wurde und auf einmal in gurgelndem Wasser verschwand. Vor uns erstreckte sich der Fluss. Von einer Furt war nichts zu sehen.

»Was jetzt?«, fragte Beate.

Ich stieg aus, watete ins Wasser, marschierte durch den Fluss und wieder zurück.

»Jetzt waschen wir das Auto«, sagte ich. »Ist auch dringend nötig.«

Ich gab Gas, und der Bus zuckelte folgsam durchs Wasser. Das machte Spaß, und ich fing an, das Wort »Urlaub« zu mögen.

In weiten Schlangenlinien fuhren wir durch die berühmte Garden Route in Richtung Knysna. Dort waren wir mit Rolf und Bigy verabredet, die Freunde – das südafrikanische Fotografen-Ehepaar Julie und Robert Andrew – besuchten. Dieser Teil der Welt wurde von Gott erschaffen, als er richtig gut drauf war, daran gibt es keinen Zweifel. Die Erde ist reich und fruchtbar. Wir fuhren durch Obstplantagen und blühende Wiesen, vorbei an Seenlandschaften und erhaschten dabei immer wieder einen wunderbaren Blick auf den Indischen Ozean. Klar, dass sich hier die weiße Bourgeoisie Südafrikas gerne ein Zuhause geschaffen hat. Wir kamen durch Plettenberg Bay und Oyster Bay, wo alle Villen aussehen wie in *Schöner Wohnen*. Da sowohl Buren als auch Engländer begeisterte Gärtner sind, blüht, gedeiht und wächst es überall. Kein Wunder, dass sich der Schriftsteller John Ronald Reuen Tolkien für seinen Roman *Der Herr der Ringe* hier inspirieren ließ: Die Garden Route ist ein einziges Hobbit-Land.

Knysna liegt rund um eine Lagune, die von zwei hohen Felsen, genannt The Heads, flankiert wird. Die schönsten Häuser befinden sich auf einer kleinen Insel, aber auch auf den angrenzenden Höhen lässt es sich vortrefflich wohnen. Hier lebten die Andrews die Hälfte des Jahres, die restliche Zeit verbrachten sie in Johannesburg. Robert war einer der erfolgreichsten Werbefotografen des Landes, während seine Frau Julie sich auf People-Fotografie spezialisiert hatte. Sie lichtete schwangere Frauen ab und rückte sie dabei in ein so raffiniertes Licht, dass die Bilder sinnlich und züchtig zugleich aussahen. Schwangere Frauen, die so etwas wollten, gab es genug, und Julies Auftragsbuch war rappelvoll.

Rolf und Bigy waren schon da. Wir fuhren hinaus zur Knysna Oyster Farm. Knysna ist die Austernhauptstadt Südafrikas und Thesen's Island der richtige Ort, um während einer Verkostung Fotos von George Rex zu betrachten, einem unehelichen Sohn des englischen Königs George III. und einer liebreizenden Handwerkertochter aus dem Städtchen. Austern haben eine gewisse Auswirkung auf die Libido, und deshalb wunderte ich mich nicht, dass Julie ausgerechnet in dieser Gegend ihre schwangeren Models fand.

Doch das war nicht der Grund, weshalb sie immer häufiger in Knysna und immer weniger in Johannesburg lebten.

»Jo'burg ist die gefährlichste Stadt der Welt«, sagte Robert. »Es gibt Viertel, in die sich selbst schwer bewaffnete Polizei nicht hineintraut. Die Leute vom Krüger National Park wollen einen eigenen internationalen Flughafen bauen, damit ihre Besucher nicht mehr durch die Stadt müssen.«

»Woran liegt's?«, fragte ich.

»Die Schere ist schuld«, sagte Robert. »Die Schere zwischen Arm und Reich. Die schwarze Bevölkerung ist enttäuscht: Selbst eine Generation nach dem Ende der Apartheid hat sich an der Vermögensverteilung nichts geändert. Ist es bei euch in Deutschland nicht ähnlich? Wie ich höre, ist die Ossi-Wessi-Diskussion nie verstummt. Doch bei uns redet man mittlerweile gar nicht mehr miteinander. Die Leute greifen gleich zur Waffe.«

Auch den Andrews war es vor zwei Wochen passiert: Als sie von der Arbeit nach Hause kamen, wurden sie im eigenen Haus von einer Gruppe schwarzer Jugendlicher erwartet. Sie mussten sich nackt ausziehen und mit ansehen, wie ihr Heim in aller Seelenruhe ausgeräumt wurde. Aber das war nicht das Schlimmste. Das kam, als die Räuber das Baby der Andrews mitnahmen, um es ein paar Straßen weiter auszusetzen. Eine Stunde später hielt die verzweifelte Mutter ihr Kind zwar wieder im Arm, doch den Schock hatte sie nicht verwunden.

»Allein in diesem Jahr sind wir dreimal überfallen worden«, sagte Julie. »Am liebsten würde ich nach Australien auswandern.«

»Was hindert euch?«, fragte ich.

»Die Regierung. Wir dürfen unser Geld nicht außer Landes bringen. Das war eines der ersten Gesetze des ANC. Dabei hatten wir nichts mit der Apartheid zu tun. Wir sind englischstämmig und lagen selbst mit den Buren im Clinch.«

In Reisemagazinen wird Südafrika gerne als Regenbogenstaat beschrieben, in dem im Schmelztiegel kosmopolitischer Kulturen rassistische Ressentiments abgelegt wurden und sich die Menschen ständig in die Arme fallen. Um das zu überprüfen, setzten wir uns zu Robert ins Auto und fuhren fünf Kilometer aus Knysna hinaus. Hinter einem Hügel, gut versteckt, erstreckte sich ein riesiges Township. Ich sah Abertausende Hütten aus Kartonage und Wellblech.

»Diesen Slum«, sagte Robert, »gab's vor zwei Jahren nicht. Dann siedelte die Regierung Menschen aus dem ehemaligen Homeland Transkei um: mitten hinein in die Garden Route, eine Hochburg der Weißen. Ein Schelm, wer Böses dabei denkt. Einige aus dem Township fanden Arbeit, doch die meisten haben nichts zu tun. Irgendwann werden sie sagen, Schluss mit der Ungerechtigkeit, wir holen uns, was uns zusteht. Dann herrschen auch hier Verhältnisse wie in Jo'burg. Aber darüber wirst du nie etwas lesen in den Hochglanzmagazinen.«

Wir fuhren weiter. Golfplätze wechselten sich mit Jachthäfen ab, und der Outeniqua Choo-Tjoe Train, eine historische Dampfeisenbahn, brachte austernhungrige Touristen. Alles sah friedlich aus. Am Horizont lockten die verwunschenen Wälder des Tsitsikamma Forest mit riesigen Yellowwood- und Stinkwoodbäumen. Ja, hier hatte Gott beim Erschaffen wirklich gute Laune gehabt. Ob sie anhalten wird angesichts des Umgangs der Menschen miteinander? Schließlich war nach Nelson Mandelas politischem Rückzug erst einmal Schluss mit dem Dialog zwischen den Kulturen. Schade, denn Südafrika könnte wirklich das Vorbild für viele Vielvölkerstaaten sein.

Nach einem letzten Spaziergang durch das Knysna der Weißen hieß es Abschied nehmen. Bevor Julie mich zu mehr Austern und Beate zur anschließenden Foto-Session bitten konnte, bestiegen wir den Bus und fuhren zurück nach Kapstadt.

8

Von Stellenbosch über Peddie nach KwaZulu-Natal

In Paarl lernen wir einen deutschen Gärtner kennen, der eine der wenigen Farmen für Heilpflanzen dieser Erde betreibt. Bei ihm erfahren wir Interessantes über die Kapland-Pelargonie. In der Provinz Ostkap stoßen wir auf die größten Gegensätze zwischen Arm und Reich. Mit dem Heiler Mashwabada Caga gehen wir in Peddie auf Heilpflanzen-Einkaufstour. In Alice lernen wir beim Volk der Xhosa eine hoffnungsvolle Initiative zum kontrollierten Heilpflanzenanbau kennen.

Eine Autostunde von Kapstadt entfernt liegt das Winzerstädtchen Stellenbosch. Wer dort hinkommt, glaubt, es habe ihn nach Frankreich verschlagen – nach Burgund oder Bordeaux. Schon 1679 ließen sich französische Weinbauern in diesem fruchtbaren Tal nieder. Von hohen Bergen vor kalten Atlantikwinden geschützt, bauten sie einen Wein an, der schnell zu den besten der Welt gehörte. Dann kam die Reblausplage, und danach war es Essig mit dem Weinanbau, und das im sprichwörtlichsten Sinne. Französische Hugenotten, die auf der Flucht vor Ludwig XIV. ebenfalls nach Südafrika gelangten, fingen von vorne an und kultivierten widerstandsfähigere Sorten wie Chardonnay, Pinot Noir und Merlot. Seither ist die Region um Stellenbosch, Paarl und Franschhoek ein Paradies für alle, denen das Plopp eines Korkens, der aus der Flasche springt, Musik in den Ohren ist. Zu diesen Leuten gehöre ich, aber das war nicht der Grund, weshalb ich unseren Bus durch die rebenumrankten Straßen dieser grandiosen Landschaft steuerte. Ringsum umgaben uns bizarre Felsformationen, unter ihnen der Paarl, ein Berg in der Form einer Perle, zumindest wenn man ein wenig Fantasie mitbringt. Paarl ist die Heimat von Afrikaans, dieser Kunstsprache aus Niederländisch vermischt mit Wortbrocken verschiedenster Dialekte einheimischer Völker. In Paarl wurde die Bibel ins Afrikaans übersetzt, und wie so oft in der Welt war diese Übersetzung der erste Schritt zum Identitätsverlust der Einheimischen. Außerdem stehen hier die fünf größten Weinfässer dieser Erde, vor denen Besucher sich so klein fühlen, dass auch das zur Identitätskrise führen kann.

Die ideale Lage zum Anbau von Wein ist zugleich die ideale Lage zur Kultivierung von Heilpflanzen. So war es kein Wunder, in dieser idyllischen Gegend auf Uli Feiter zu treffen, der auf seiner Farm Parceval Heilpflanzen anbaut und verarbeitet. Der Erfolg ließ allerdings lange Zeit auf sich warten, denn die meisten Pflanzen, die Uli kultiviert, waren niemals zuvor angepflanzt worden.

»Ich habe reichlich Lehrgeld bezahlt«, erzählte er mir, während wir über die ausgedehnten Ländereien spazierten. »Am Anfang fehlte es uns an Erfahrung. Wir verfügten weder über ausgebildete Leute noch Setzlinge oder Pflanzen.«

Das Einzige, was Uli hatte, war eine Vision. Diese ließ den gelernten Gärtner um die ganze Welt reisen, immer auf der Suche nach altem Wissen und neuen Technologien. Eine Kombination, die am Ende einen deutschen Heilmittelhersteller überzeugte. Er gab Uli den Auftrag, in Südafrika die Kultivierung von Heilpflanzen voranzutreiben. Mittlerweile liefert Parceval eine Vielzahl von Heilpflanzen und Heilpflanzenkombinationen in alle Welt. Angebaut werden sie in Wellington, aber auch auf kleinen Farmen und in Gärten der verschiedensten Volksgruppen Südafrikas.

»Ich habe von Anfang an die Stammesgruppen und ihre traditionellen Heiler in die Arbeit integriert«, erzählte Uli. »Zunächst gingen wir in die Transkei, den ärmsten Landstrich weit und breit. Das war schwierig, aber mittlerweile läuft's ganz gut.«

»Würde ich mir gerne ansehen. Geht das?«

Uli grinste. »Wenn du keine Probleme mit den Ohren hast.«

Ich hatte keine Ahnung, was er damit meinte. Aber ich sollte es herausfinden.

In der Weinbauregion um Paarl wimmelt es von wunderbaren Hotels, Pensionen und Gasthäusern. Uli empfahl uns das Resort Augusta, weil es in der Nähe der Farm lag und, wie er sagte, kinderleicht zu finden war. Nun waren wir ja für unsere Orientierungskunst berühmt, und wie gesagt, das Gute am Sich-Verirren ist, dass man Orte entdeckt, die man ansonsten niemals gefunden hätte. So wüsste ich bis heute nicht, dass Augusta mit seinen herrlichen Designerbungalows inmitten einer üppigen Gartenanlage, mit seinem First-Class-Restaurant und dem Swimmingpool mit Gegenstromanlage direkt an ein Township grenzt. Dorthin geriet nur, wer nicht die übliche Zufahrtsstraße nutzte, sondern quasi den Hintereingang. Genau das taten wir. Später traf ich auf Gäste, die seit drei Wochen in Augusta wohnten und keine Ahnung hatten, welches Elend sich ein paar hundert Meter hinter dem Park mit seinen uralten Bäumen abspielte. Ich dachte an die Schere zwischen Arm und Reich und sah von dem Moment an die schwer bewaffneten Sicherheitsleute am Eingang mit ganz anderen Augen.

Am nächsten Tag fuhren wir früh auf Ulis Farm, um die Ernte der Pelargonie mitzuerleben. Die Kapland-Pelargonie war, was Uli seine »Cash-Cow« nennt. An dieser Heilpflanze verdient die Farm, denn die Nachfrage in Deutschland ist immens. Grund dafür ist das Bronchialmittel Umckaloabo, das sich nach meiner nicht repräsentativen Umfrage unter den Apothekern meiner Nachbarschaft verkauft wie »geschnittenes Brot«.

Zu unserer Runde stieß Dr. Werner Bender vom deutschen Umckaloabo-Hersteller. Er war nach Paarl gereist, um die Ernte zu überwachen. Von der Vielzahl pflanzlicher Heilmittel, die sich legal und illegal auf dem Markt tummeln, gehört Umckaloabo zu den wenigen, die wissenschaftlich auf Herz und Nieren überprüft wurden.

Ein paar Traktoren mit Anhängern standen bereit, und Ulis Vorarbeiter Robbie, ein Südafrikaner, der so aussah wie Old Shatterhand, stellte die Arbeitsgruppen zusammen. Die Sache musste flott über die Bühne gehen, weil zwischen Ernte und Verarbeitung nur wenig Zeit verstreichen darf. Ich fragte Werner, wie er zu den Heilpflanzen gekommen war.

»Ich arbeitete damals noch im Krankenhaus«, sagte er. »Dort stellten wir immer häufiger fest, dass wir mit unseren Behandlungsstrategien mit synthetischen Medikamenten in eine Sackgasse geraten waren. Ein typisches Beispiel sind Antibiotika. Die verwenden wir zu häufig – selbst dann, wenn es gar nicht nötig ist. Mit dem Effekt, dass mittlerweile viele Bakterien gegen Antibiotika resistent sind. Kommt es dann zu Erkrankungen, zum Beispiel zu lebensgefährlichen Infektionen, wirken die Antibiotika nicht mehr.«

Werner sprach über Dinge, die man Patienten lieber verschweigt.

»Sieht man sich das Patientenspektrum einer Arztpraxis an«, fuhr er fort, »sind 40 Prozent der Beschwerden mit dem schulmedizinischen Wissen diagnostizierbar. Weitere 30 Prozent gehören zum Bereich der funktionellen Störungen. Das heißt, mit seinen Untersuchungsmethoden kann der Arzt nichts finden. Er weiß aber, dass sein Patient krank ist. Nochmals 30 Prozent der Patienten leiden an psychosomatischen Erkrankungen. Jetzt zähle zusammen und du kommst auf 60 Prozent, die der Arzt mit synthetischen Medikamenten nicht behandeln kann. Natürlich tut er's trotzdem, aber ohne Erfolg. Was die Ausgaben für Medikamente in den Orbit treibt.«

Robbie kam rüber und gab Bescheid, dass es losgehen sollte. Wir kletterten auf den Traktor, und Uli gab Gas.

»Mir wurde klar, dass es notwendig war, neue Wege zu suchen«, rief mir Werner über das Motorengeheul zu. »Einer dieser Wege sind pflanzliche Medikamente.«

Riesige Pelargonienfelder erstreckten sich vor uns, und ich äußerte die Vermutung, dass man damit Millionen Fläschchen Umckaloabo abfüllen konnte. Uli lachte.

»Warte, bis du siehst, was nach der Verarbeitung übrig bleibt«, sagte er. »Viel ist es nicht.«

Wie zuvor war ich auch dieses Mal ein wenig ernüchtert, weil die Pelargonie so unspektakulär wirkte. Sollte eine Heilpflanze nicht nach etwas aussehen? Vor allem, wenn sie neben Bakterien sogar Viren bekämpfen kann? Alles, was ich zu sehen bekam, waren ein paar knorrige Äste, die aus dem knochentrockenen Boden ragten.

»Das ist alles?«, fragte ich.

Ich konnte kaum glauben, dass dieses dürre Geäst, das von den Zulus seit alters her gegen Tuberkulose eingesetzt wird, eine der gefährlichsten Krankheiten heilen kann. Bei Tuberkulose fährt unsere Schulmedizin die Antibiotika-Kanone auf, ihre stärkste Waffe. Was können ein paar runzlige Pflanzen da schon ausrichten?

»Schon mal Bronchitis gehabt?«, fragte mich Werner. »Wenn nicht, sei froh. Keine Infektion tritt in westlichen Ländern so häufig auf wie akute Bronchitis. Man kann spekulieren, woran's liegt – an der Umweltverschmutzung, am Stress, an der Heizungsluft in langen Wintermonaten oder an einer Kombination aus allem. Sicher ist, dass bei akuten und chronischen Atemwegserkrankungen Viren die Wegbereiter für bakterielle Infektionen sind. Dagegen wirkt die

Wurzelrinde von *Pelargonium reniforme* mit antibakteriellen und immunmodulierenden Eigenschaften.«

»Das heißt?«, fragte ich.

»Wir nutzen die Wurzel der Pflanze«, erklärte Uli. »Da drin sind die Wirkstoffe, die die Kapland-Pelargonie zur Antibiotika-Alternative machen.«

Wieder dachte ich an Eberhard von Koenen und seine Erfahrungen mit antibiotikaresistenten Kindern, während um mich herum die Ernte in vollem Gange war. Diese Pflanze machte es den Erntehelfern nicht leicht, denn sie wurzelt tief in einem steinharten Boden. Dazu herrschte südafrikanisches Sommerwetter.

»So schwierig wie das Ausgraben ist das Anbauen«, fuhr Uli fort. »In der freien Natur wächst die Kapland-Pelargonie in einem schmalen Landgürtel, der sich durch Südafrika und Lesotho zieht. Es dauerte acht Jahre, bis sie auf Parceval heimisch wurde. Was habe ich nicht alles probiert – es gab keine Erfahrungen, auf die ich hätte zurückgreifen können. Aber als Gärtner braucht man eben Geduld.«

Mittlerweile war das erste Feld abgeerntet. Wir schwangen uns auf den Traktor und fuhren mit einem Hänger voller Pelargonien zu einer großen Halle, in der zahlreiche Maschinen untergebracht waren. Hier wurde die Heilpflanze gereinigt, gehäckselt und getrocknet. Auch das musste flott gehen. Mit einem Dampfstrahler wurde jede einzelne Pflanze vom Erdreich befreit, um dann in einem weiteren Reinigungsvorgang so richtig sauber geschrubbt zu werden. Bald dampfte es in der Halle wie in einer Finnischen Sauna, und ich musste dem Wunsch widerstehen, mich ebenfalls vom Dampfstrahler porentief reinigen zu lassen. Eine Maschine, die jeden Schlachthof schmückt, erregte meine Aufmerksamkeit.

»Fleischer stellen damit Brät her«, sagte Uli. »Bei uns geht's unblutig zu. Hier drin werden die Wurzeln gehäckselt.«

Schwerter zu Pflugscharen, Fleischwölfe zu Pflanzenhäckslern! Der Knochenbrecher mahlte los, aber die Pelargonie machte ihm ganz schön zu schaffen. Es dauerte fast 30 Minuten, bis aus festem Wurzelwerk eine weiche, intensiv duftende Masse geworden war. Jetzt griffen wir zu Schaufeln, um sie rasch auf Netze auszubreiten. Diese kamen in eine Heizkammer von der Größe eines Omnibusses, in der die Heilpflanze computerüberwacht zwölf Stunden lang getrocknet wurde. Danach war sie bereit zur Weiterverarbeitung.

»*Pelargonium sidoides* gehört zur Familie der Geranien«, sagte Uli, als wir schwitzend und schnaufend die Schaufeln weglegten. »Aber zu Hause auf dem Balkon wird sie dir wenig Freude bereiten, wobei man in der Botanik niemals nie sagen soll. In der Transkei bauen wir Pelargonien mittlerweile an Orten an, die auf den ersten Blick auch ungeeignet schienen.«

»Warum dauerte es acht Jahre, sie zu kultivieren?«, fragte ich.

»Das Seltsame war«, antwortete Uli. »dass alles, was Geranien sonst machen oder brauchen, die Pelargonie nicht tat oder wollte. Nur wenige Samen gingen auf, und vom Steckling bis zur Ernte dauert es dann nochmals drei Jahre.«

Er führte mich in die Halle, in der die Pelargonie weiterverarbeitet wurde. In Deutschland kommt sie als Tinktur in den Handel. Ein wenig erinnerte mich dieser Arbeitsprozess an eine Hexenküche. Überall standen riesige Kessel, dazwischen wurde mit Tiegeln und Glasflaschen hantiert. Die Arbeiter trugen Laborkleidung und einen Mundschutz, der das halbe Gesicht bedeckte. Dieser Aufzug blühte auch mir und nachdem ich mich hineingezwängt hatte, war es an der Zeit, die Frage aller Fragen zu stellen.

»Wenn wir schon mal das Reich von Dr. Faust betreten«, sagte ich. »Könnt ihr Gold herstellen?«

»Alchemie?«, lachte Uli. »Praktizieren wir schon lange: Für die Menschheit sind Heilpflanzen wertvoller als Gold. Mit ihnen lassen sich Krankheiten behandeln, die von chemisch hergestellten Medikamenten nicht geheilt werden können.«

Für mich war Chemieunterricht nie ein Hort reiner Freude gewesen, außer in den Momenten, in denen Chemielehrer Lahm zur Ausführung eines Experiments schritt. Dann ließ er einen Schutzschild aus der Decke fahren, hantierte mit Erlenmeyerkolben und Bunsenbrenner, kniete vor der Tafel mit dem Periodensystem der Elemente nieder, um sich zu bekreuzigen, setzte sein Testament auf und hieß uns unter Tischen Schutz suchen. Danach passierte immer – nichts. Ich kann mich an keinen Versuch erinnern, der nicht in die Hose ging und einen ratlosen Lehrer und noch ratlosere Schüler zurückließ. Wir alle gewannen den Eindruck, Chemie ist, wenn es bestimmt nicht klappt.

Auch Uli hantierte mit Erlenmeyerkolben und Bunsenbrenner.

»Was wird das?«, fragte ich und überlegte, aus reiner Gewohnheit Schutz unterm Tisch zu suchen.

»Wo es Krankheiten gibt, da wächst Arznei«, antwortete Uli. »Das schrieb Paracelsus vor 500 Jahren. 2000 Jahre davor nutzte Hippokrates heilende Pflanzen als Basis einer wissenschaftlichen Medizin. Doch beide wussten, dass jede Heilpflanze auch eine Giftpflanze sein kann. Falsch dosiert oder in verunreinigter Form macht sie krank oder tötet. Was ich hier mache, fällt unter die Rubrik ›Vertrauen ist gut, Kontrolle ist besser‹.«

Das interessierte mich. Qualitätskontrolle ist für jeden anständigen Bürger der Stadt Stuttgart ein Reizwort. Schließlich hat man hier nicht nur die Kehrwoche erfunden, sondern auch die alte Dame, die in keinem schwäbischen Mietshaus fehlen darf. Sie fährt mit dem Finger über die Bürgersteigkante, um danach Sturm zu klingeln und loszukläffen: »Nennet Sie des sauber, Herr Bachmann? Also i net! I nenn des an Saustall!« Dabei schwingt sie bedrohlich Besen und Putzlappen und droht, in einer Stunde wiederzukommen. Die alte Dame kann auch ein alter Herr sein, der sein Berufsleben bereits hinter sich hat und vor lauter Langeweile die Mülltonnen der Mitbewohner untersucht. Bevor meine Frau unter meinem Dach Zuflucht fand, lebte sie in einem Haus, in dem Herr Kernberger diesen Job ausübte. Eines Tages fand sie den Inhalt ihres Mülleimers im Briefkasten wieder, zusammen mit einer Liste von Gegenständen, die nach seiner Meinung nicht in den Abfall gehörten.

»Glaub mir«, sagte meine Frau später, »deine positive Einstellung zum Mitmenschen ändert sich, wenn du einem verstockten Rentner klarmachen musst, dass Damenbinden nicht ins Klo gespült werden sollen.«

Ich tat das Einzige, was man in dieser Situation tun kann, und gewährte ihr Asyl, ohne die alte Dame in meinem Haus zu erwähnen.

Die Tage vergingen, und die Pelargonienernte schritt zügig voran. Der Weg vom wilden Wüstengewächs zur kultivierten Pflanze ist steinig und der Weg von der kultivierten Pflanze zur Tinktur mühsam – aber das alles ist noch gar nichts im Vergleich zu dem Weg, den die Tinktur zurücklegen muss, um in Deutschland als Arznei anerkannt zu werden. Dabei geht es um die Sicherheit der Patienten, aber vor allem geht es um Macht, Einfluss und Geld. Um viel Macht, viel Einfluss und viel Geld. Denn betriebswirtschaftlich gesehen stehen Arzneimittelhersteller auf der sicheren Seite, da Menschen regelmäßig krank werden. Deshalb lassen sich die Hersteller synthetischer Arzneimittel nicht einfach die Butter vom Brot nehmen. Kein Wunder, ist noch keiner deutschen Regierung eine echte Gesundheitsreform gelungen.

»Bevor ein pflanzliches Medikament auf dem deutschen Markt eingeführt werden kann, muss es dieselben Hürden nehmen wie synthetisch hergestellte Medikamente«, erläuterte Werner. »Wenn wir eine Heilpflanze aus der Wüstenapotheke in unsere Medizin integrieren wollen, genügen die auf Erfahrungen basierenden Berichte der traditionellen Heiler nicht. Das pflanzliche Medikament muss mit allen wissenschaftlichen Methoden überprüft werden.«

So seltsam das klingen mag, aber dazu gehört zunächst einmal der Nachweis seiner Wirksamkeit – ungeachtet dessen, dass die Heilpflanze seit Hunderten von Jahren erfolgreich verwendet wurde. Dann wollen die Wissenschaftler ihre Leitsubstanzen herausfinden. Sie nennen das den Daumenabdruck. Dieser soll helfen, später eine gleich bleibende Qualität zu erzielen. Außerdem müssen Verträglichkeitsstudien durchgeführt werden, wie zum Beispiel der Vergleich der Heilpflanze mit einem Placebo, also einem Scheinmedikament. Ein Arzneimittel darf schließlich keine schweren Nebenwirkungen verursachen. Daran ist nichts auszusetzen, was alle Mütter von Contergan-Kindern bestätigen werden. Contergan kam als Beruhigungsmittel Ende 1950 auf den Markt. Er enthielt den Wirkstoff Thalidomid, der gegen Schwangerschaftsübelkeit empfohlen wurde. Vertrieben wurde das Medikament von der Pharmafirma Grünenthal, die bald nach der Markteinführung 1600 Warnungen wegen

Fehlbildungen an Neugeborenen auf dem Tisch hatte. Trotzdem verkaufte Grünenthal Contergan weiter. Am Ende der Katastrophe zählte man 10 000 schwer missgebildete Kinder und eine unbekannte Anzahl an Totgeburten. Grünenthal lehnte jede Verantwortung ab, und als es zum Prozess kam, gingen die Verantwortlichen straffrei aus. Auch im Fall von Contergan gab es wissenschaftliche Studien. Diese kämpften mit demselben Problem, mit denen Studien heute kämpfen: Erkenntnisse aus Tierversuchen sind in vielen Fällen nicht auf Menschen übertragbar. So verursachte Thalidomid im Tierversuch keine Missbildungen. Trotzdem setzt man weiterhin auf diese grausamen und unsicheren Evaluierungsmethoden.

»Bei Studien ist nur eines klar«, sagte Werner. »Dass sie sehr teuer sind und sehr lange dauern. Sagte ich sehr teuer und sehr lange? Extrem teuer und unendlich lange trifft's besser.«

Was wiederum dazu führt, dass viele Heilpflanzen in Deutschland niemals auf den Markt kommen – zumindest nicht auf legalem Weg.

»Alice liegt im ehemaligen Homeland Transkei«, sagte Uli Feiter. »Sogar Reisejournalisten schreiben, es sei besser, die Gegend zu meiden. Dort leben die ärmsten Menschen Südafrikas. Grund genug für mich, in dieser Region Kapland-Pelargonien anzubauen.«

Wir saßen im Flugzeug nach Port Elizabeth, einer Stadt nicht weit entfernt vom Addo Elephant Park. Von dort wollten wir in die Provinz Ostkap, wie die beiden ehemaligen Homelands Transkei und Ciskei heute heißen. In dieser Provinz lebt der Volksstamm der Xhosa. Er siedelte lange vor der weißen Kolonialisierung Südafrikas im Gebiet zwischen

Bushmans River und Great Kei River. Nach langen Kriegen mit den Buren wurden die Xhosa aus ihrem Lebensgebiet verdrängt und während der Apartheid in der Transkei interniert. Wahrscheinlich ist Nelson Rolihlahla Mandela der berühmteste Xhosa aller Zeiten. Für lange Jahre war er zumindest der berühmteste Gefangene, auch wenn ich bezweifle, dass ihm viel an dieser Auszeichnung liegt. Mandela wurde am 18. Juli 1918 in der Transkei geboren, im Dorf Mvezo am Mbashe-Fluss. Rolihlahla kann man mit »Am Ast eines Baumes ziehen« übersetzen, aber umgangssprachlich auch mit »Unruhestifter« – was er gar nicht war, zumindest nicht in seiner Kindheit, die er als Angehöriger des Königshauses Thembu in relativem Wohlstand verbrachte. Man sollte dies aber nicht mit dem Lebensstandard des europäischen Adels verwechseln. Auch als Königsspross musste Mandela Schafe und Kälber hüten, was meines Wissens Prinz Charles nie getan hat. Zum Unruhestifter wurde er erst später, während seines Anwaltsstudiums als Mitglied des Studentenrats und ab 1942 als Mitglied des African National Congress. Der ANC trat dafür ein, dass das weiße Minderheitsregime der schwarzen Mehrheit politische, soziale und wirtschaftliche Rechte einräumte, und damit machte sich Mandela keine Freunde. Sechs Jahre später, als die Rassentrennung rigoros durchgezogen wurde, engagierte sich Mandela in der Widerstandskampagne des ANC und wurde wegen Hochverrats angeklagt. Der Mammut-Prozess zog sich fünf Jahre hin und endete mit einem Freispruch. Aber schon ein Jahr später wurde Mandela erneut verhaftet und dieses Mal verurteilt. Von nun an sollte er für eine halbe Ewigkeit nicht mehr aus dem Gefängnis kommen. Erst am 11. Februar 1990 wurde Mandela freigelassen, und noch am selben Tag hielt er vor 120 000 Menschen im Stadion von Soweto seine berühmte

Rede, in der er zur Versöhnung aufrief. Vier Jahre später leitete er als erster schwarzer Präsident Südafrikas die Umgestaltung von Staat und Gesellschaft ein. Neben dem Friedensnobelpreis wurde er mit über fünfzig Ehrendoktorwürden und zahlreichen Orden überschüttet, darunter der Order of St. John durch Königin Elisabeth II., der Bharat Ratna, Indiens höchster Auszeichnung, und der Presidential Medal of Freedom durch George W. Bush. Mandela scheute sich trotzdem nicht, den amerikanischen Präsidenten und seinen Juniorpartner Tony Blair wegen ihrer Irakpolitik die Leviten zu lesen, wonach ihm die Hardliner im Weißen Haus den Orden wieder abnehmen wollten. Ich bin mir sicher, Mandela hätte auch das verkraftet. Wahrscheinlich freute er sich ohnehin mehr über die Auszeichnung des 10. Dan, der höchsten Graduierung im Karate, die ihm die World Karate Federation verlieh. Denn Durchschlagskraft war es, die Mandela in seinem Land mehr als alles andere benötigte, nachdem die Apartheid alle sozialen und wirtschaftlichen Strukturen zerstört hatte. Für seine Arbeit wurde er gelobt, mitunter auch kritisiert. Vor allem das Unvermögen der Regierung, die Aids-Krise in den Griff zu bekommen, wurde ihm angelastet. Anders als der spätere Präsident Mbeki behauptete Mandela aber nie, dass das Aids-Problem eine Propaganda des Westens sei, um Südafrika zu diskriminieren. Sein Sohn Makgatho starb 2005 selbst an der Immunschwächekrankheit. Als sich Nelson Mandela aus der aktiven Politik zurückzog, hinterließ er eine Lücke, die bis heute nicht geschlossen werden konnte.

Es dämmerte bereits, als wir in Port Elizabeth landeten, und wir mussten uns sputen, denn es lag ein weiter Weg vor uns. Am Schalter der Autovermietung wählten wir aus

Gewohnheit einen VW-Bus und erhielten ein Exemplar, bei dem weder Licht noch Bremsen funktionierten.

»Hätte ich aber gerne«, sagte ich zum Mann vom Service. »Licht zum Schauen, Bremsen zum Halten.«

Statt schlicht »Verstehe ich, nehmen Sie den Wagen dort drüben« zu sagen, beharrte er darauf, dass seine Rostlaube ausreichend für eine Fahrt in die Transkei sei. Auf diplomatische Art machte ich ihm klar, dass ich auf einen funktionstüchtigen Wagen bestand. Die Botschaft kam an, und so erhielten wir einen japanischen Bus, welchen Rolf liebevoll Eierbecher auf Rädern taufte. Immerhin passten alle hinein: Rolf und Bigy. Beate und ich. Uli klemmte sich hinters Steuer.

Rund um Port Elizabeth ist das industrielle Südafrika angesiedelt. Zementwerke, Petroindustrie und Maschinenbaufabriken verleihen der Region Ruhrgebietsatmosphäre, nur dass man sich am Indischen Ozean befindet. Südafrika ist die bedeutendste Wirtschaftsnation Afrikas und wird sowohl von der UN als auch von der EU der Ersten Welt zugerechnet, auch wenn es in den ehemaligen Homelands ganz anders aussieht. Doch der enorme Reichtum an Bodenschätzen wie Gold, Diamanten, Platin, Chrom, Eisenerz und Kohle machen das Land zum geschätzten Handelspartner westlicher Industrienationen, und den will man nicht mit dem beleidigenden Prädikat »Schwellenland« verprellen. Zugleich ist Südafrika der weltweit drittgrößte Exporteur von Agrarprodukten, aber weist trotzdem eine Arbeitslosenquote von mehr als 50 Prozent auf.

»Auf dem Land gibt's keine bezahlten Jobs«, sagte Uli, während wir an einer Raffinerie vorbeifuhren. Brennendes Gas erleuchtete die Nacht. Es war Schichtwechsel, und ein Strom von Autos bog in das Werktor ein. Ich sah deutsche, japanische, französische Mittelklassewagen und noch ein paar Marken, die ich nicht kannte. Mittlerweile werden in Südafrika viele Autos gebaut, was als Indikator einer prosperierenden Industrienation gilt.

Nach drei Stunden Fahrt erreichten wir Peddie. Wir checkten in ein Bed und Breakfast ein, in dem mich die Ankündigung »Porridge zum Frühstück« davon überzeugte, mich am Abend satt zu essen. Für dieses Vorhaben kannte Uli den richtigen Ort, und so kamen wir ins Urban City – im Gegensatz zum Namen ein gemütliches Lokal, das neben Steak und Hummer auch ordentliches Bier auf der Karte stehen hatte. Ich bestellte die King-Williams-Platte. Alle schmissen ein paar Runden, und als wir zur nachtschlafenden Zeit aus dem Urban City wankten, schwor ich mir, weder morgen noch übermorgen und überhaupt nie mehr in meinem Leben etwas zu mir zu nehmen. In der Pension fiel ich wie ein Stein ins Bett und träumte davon, dass mich eine Herde Wildtiere, in denen Schlachtermesser und Grillgabeln steckten, durch die Steppe jagten. Sie kamen näher und näher und sahen nicht so aus, als wollten sie mit mir über Marx, Engels und die Sorgen des Proletariats diskutieren. Aber ich konnte nicht weglaufen, denn meine Füße steckten in einer Schüssel Porridge, der hart war wie Zement. Schweißgebadet schrak ich auf. Neben mir schlief Beate den gesunden Schlaf der Vegetarierin, die erfrischt von einer Variation knackiger Salate an Diätjoghurt-Dressing von blühenden Landschaften vor herrlich blauem Berge Saum träumt. Mir dagegen war schlecht, und ich brauchte Medizin. Zum Glück war diese nicht weit. Ich musste nur bis zum Morgen durchhalten.

In Peddie gibt es einen großen Markt für Heilpflanzen. Während sich die anderen über das Porridge hermachten, als hätten sie seit Tagen nichts zwischen die Zähne gekriegt, machte ich mich gleich auf den Weg. Mich lockte der Markt. Ich liebe altertümliche Märkte, während mir die moderne Variante in allen ihren perversen Formen gestohlen bleiben kann. Um jeden Supermarkt, jede Mall und jedes Schnäppchen-Outlet schlage ich einen weiten Bogen. Dagegen kann ich mich auf Jahrmärkten und in Souks stundenlang aufhalten. Dort arbeiten Augen, Ohren und Nase auf Hochtouren. Vor allem die Nase, die nicht mit abgestandener Luft aus einer Klimaanlage malträtiert wird, sondern mit Gerüchen, die mir die Sinne schwinden lassen. Wer jemals in Istanbul, Peking oder Aleppo beim uralten Händler mit einem Gesicht wie ein Stück Leder vor Bergen unbekannter Gewürze stand, der weiß, dass man in Aromen ertrinken kann. Ich lasse mir dann immer dieses, jenes und das-da-drüben-auch-noch zeigen, und am Ende schleppe ich Taschen mit Kräutern, Knollen, Wurzeln und Gewürzen nach Hause.

Das alles hatte Peddie auch zu bieten. Schon morgens um neun herrschte auf dem zentralen Platz der Stadt ein Tohuwabohu, als sei Südafrika soeben Fußball-Weltmeister geworden. Hunderte von Omnibussen standen dicht an dicht, und einkaufswillige Passagiere stiegen gut gelaunt aus. Wer irgendwo wohnte, wo kein Bus hinkam, nahm das Busch-Taxi – ein meist abenteuerliches Gefährt, vollgepfercht mit Menschen. Ich sah einen Lieferwagen, dem sein Besitzer kurzerhand das Dach weggeflext hatte. Um seine Passagiere vor Verletzungen zu schützen, hatte er die scharfen Kanten umgedengelt. 13 Leute stiegen aus, und als ich dachte, jetzt muss aber Schluss sein, wälzte sich eine Frau aus dem Wagen, die ihn hätte alleine füllen können. Wer wie ich täglich vor dem Einschlafen das Guinness-Buch der Rekorde durchblättert, um mit dem beruhigenden Gedanken einzuschlummern, welch Geistes Kind die Mitmenschen sind, stößt auf eine Vielzahl von Spitzenleistungen dieser Art. Meistens stechen dabei Engländer hervor, für die es ein Volkssport ist, auszuprobieren, wie viele Leute in eine Telefonzelle passen oder in den Kofferraum eines Mini Cooper. Ist ja verständlich, wenn man auf einer Insel lebt, auf der die Nationalmannschaft mit schöner Regelmäßigkeit im Elfmeterschießen ausscheidet. Was bleibt einem da anderes übrig, als sich im Gummistiefelweitwurf zu üben und im Fröschewettessen? Als der nächste Kleinwagen zwei Dutzend Marktbesucher ausspuckte, dachte ich darüber nach, ob das Schicksal, lange Jahre britische Kolonie gewesen zu sein, die Südafrikaner zu ihren seltsamen Hobbys geführt hatte. Schließlich spielt man hier auch Kricket. Das ist eine unglaublich spannende Sportart, in der Menschen in Sonntagsanzügen mit einem Holzschläger einen Ball durch kleine Plastiktore treiben, wobei sie darauf achten müssen, den Inhalt der Teetasse in der anderen Hand nicht zu verschütten.

Als ich genug gesehen hatte, ging ich ins Café Victoria. Drinnen ging es lebhaft zu, und sofort war ich von lachenden Menschen umringt. Mit denen ließ es sich vortrefflich über südafrikanischen Volkssport diskutieren.

»Kricket ist für die Weißen«, wiegelte Leon ab. »Rugby auch, selbst wenn jetzt ein paar Schwarze in die Mannschaft aufgenommen wurden. Nein, wir warten auf die Fußball-Weltmeisterschaft 2010. Das wird das größte Fest seit der Unabhängigkeit, und es wird ein Fest für alle!«

Leon war ein Xhosa und Lehrer in einem kleinen Dorf, 30 Kilometer von Peddie entfernt. Er unterrichtete Rechnen, Schreiben und überhaupt alles, was in einer Dorfschule anfällt.

»Jeden Samstag gehe ich zum Markt«, sagte er. »Um Leute zu treffen, mit denen ich mich unterhalten kann.«

»Über Fußball?«, fragte ich.

»Auch«, sagte er, »aber vor allem über Wirtschaft. Das habe ich studiert, an der Witwatersrand Universität. Hast du gewusst, dass in Südafrika der industrielle Beitrag des Dienstleistungssektors zum Bruttosozialprodukt bei 64 Prozent liegt, der Industrie-Anteil hingegen nur bei 32 Prozent? Da steckt noch jede Menge Potenzial drin.«

Und dann erhielt ich vom Dorflehrer einen volkswirtschaftlichen Vortrag, der sich gewaschen hatte. Leon war intelligent, schaute über den Tellerrand hinaus und steckte voller Energie und Tatendrang.

»Wir sind noch lange nicht da, wo wir hinwollen«, sagte er. »Aber wir sind auf einem guten Weg.«

Ich bestellte uns zwei Kaffee, und wir nahmen an einem Tisch Platz, von dem wir den Markttrubel im Blick hatten. Leon erzählte mir von seinem Alltag an der Schule, dem Leben auf dem Dorf und wie mühsam es war, die Folgen der Apartheid zu überwinden.

»Sie war ja nicht nur ein System, um Weiße von Schwarzen und Farbigen zu trennen. Die Apartheid sollte dafür sorgen, dass wir aussterben. Die Lebenserwartung in den Homelands ging zurück, die Säuglings- und Kindersterblichkeit stieg. Die Rassentrennung war ein Genozid auf Zeit.«

Dies ist der Grund, weshalb Südafrika seit dem Ende des Alptraums elf – in Zahlen 11 – offizielle Landessprachen besitzt. Keiner soll mehr ausgegrenzt werden. Deshalb spricht man Englisch, Afrikaans, isiZulu, Siswati, isiNdebele, Sesotho, Nördliches Sotho, Xitsonga, Setswana, Tshivenda und isiXhosa. Jede Sprache ist ein Ausdruck der Nichtdiskriminierung. Alle sollen ins Boot geholt werden. Daher gibt es auch jede Menge offizieller Landesnamen. Auf Afrikaans heißt Südafrika Republiek van Suid-Afrika und auf Englisch Republic of South Africa. Auf isiNdeble wird das Land IRiphabliki yeSewula Afrika genannt, auf isiXhosa IRiphabliki yaseMzantsi Afrika und auf isiZulu IRiphabliki yaseNingizimu Afrika. In der Sprache Nördliches Sotho heißt Südafrika Rephaboliki ya Afrika-Borwa, auf Sestho Rephaboliki ya Afrika Borwa, auf Setswana Rephaboliki ya Aforika Borwa und auf Siswati IRiphabhulikhi yeNingizimu Afrika. Nicht zu vergessen die Sprachen Tshivenda und Xitsonga, die Südafrika Riphabuliki ya Afurika Tshipembe und Riphabliki ra Afrika Dzonga nennen.

Das alles weiß ich, weil Leon erst zufrieden war, als er mir alle Namen ins Notizbuch diktiert hatte.

»Sprechen viele Leute mehrere Sprachen?«, fragte ich.

»Manche Dialekte sind sehr ähnlich«, entgegnete er, »und man kann sich verständigen, ohne die andere Sprache zu kennen. Das Hauptproblem ist aber, dass 60 Prozent der Weißen Afrikaans sprechen, das nur von einem Prozent der Schwarzen beherrscht wird. Der Rest der weißen Bevölkerung spricht Englisch, das wiederum nur ein halbes Prozent der Schwarzen versteht.«

»Schwarze und Weiße können also nicht miteinander reden?«, fragte ich.

»In der Regel nicht«, erwiderte Leon. »Das ist schlecht für ein friedliches Miteinander.«

Nach dieser Lehrstunde südafrikanischer Realität ließ es sich Leon nicht nehmen, mich zu einem traditionellen Heiler zu führen, der den Markt von Peddie als Apotheke nutzte. Ich erzählte Leon von meinem Vorhaben, über die Heiler des südwestlichen Afrikas zu schreiben, und er war Feuer und Flamme.

»Wenn alle Leute ihr Wissen in einen Topf werfen würden, was käme dabei heraus?«, fragte er mich.

»Eine bessere Welt«, sagte ich.

Er lachte. »So ist es. Also gehen wir. Der Heiler unseres Dorfes ist in der Stadt.«

Als wir aus dem Café traten, haute mich die Backofentemperatur fast um. Den Marktbesuchern dagegen schien die Hitze nichts auszumachen. Von überall drang Musik an mein Ohr. Ich hörte fröhliches Lachen und das Geschrei von Händlern und Kunden. Wir fanden den Heiler Mashwabada Caga bei den Ständen, die Fleisch anboten. Sein Gesicht war wie ein Voodoo-Zauberer mit einer weißen Paste beschmiert. Mit der Miene des Kenners begutachtete er einen abgeschnittenen Schafskopf. Leon stellte mich vor, und da Mashwabada Caga kein Englisch sprach, dolmetschte er für uns.

»Ist die Gesichtsbemalung wichtig?«, fragte ich ehrfurchtsvoll.

»Oh ja«, lachte Leon. »Gegen die Sonne. Auch schwarze Haut bekommt Sonnenbrand.«

»Und der Schafskopf? Braucht er ihn für eine Heilbehandlung?«

Gerade schaute Mashwabada dem Schaf in den Hals, aus dem blutige Sehnen hingen, als sei darin die große Medizin versteckt.

»Den braucht er für den Kochtopf«, übersetzte Leon seine Antwort. »Morgen hat er ein Familienfest.«

Wir tendieren häufig dazu, Gesehenes zu verklären, zu interpretieren und falsch wiederzugeben. So entstehen viele Vorurteile über Menschen, Länder, Sitten und Gebräuche dieser Erde. Natürlich gibt es exotische Gegebenheiten, die wir nicht gleich verstehen. Aber in der Regel klärt sich nach einigem Nachfragen alles auf, und immer häufiger stelle ich fest: Auch am Ende der Welt legen die Uhren den Tag in 24 Stunden zurück. In Peddie war es genauso. Da erledigte der traditionelle Heiler seinen Samstagseinkauf, bevor er sich auf die Suche nach Kräutern und Heilpflanzen machte.

Am Schafskopf hatte Mashwabada Caga eine Menge auszusetzen. Hätte ich auch, denn er wimmelte nur so vor Fliegen. Der Händler legte ihn zurück und schaute beleidigt drein wie die schwäbische Ladenbesitzerin, die einem nachruft: »Andere sin' net so schleckig.«

Ein paar Stände weiter wurde er fündig. Es war eine Hähnchenbraterei, und so erfuhr ich, dass es zum morgigen Fest »Grillhähnchen à la Heiler« geben würde.

Vor ein paar Jahren habe ich angefangen, Mützen zu kaufen, wann immer ich unterwegs bin. Mittlerweile kann ich ein Mützenmuseum eröffnen, und auch Peddie enttäuschte mich auf diesem Gebiet nicht. Der Markt bot Mützen aller Art, und auf den meisten prangte ein Emblem von Jesus Christus mit Sinnsprüchen wie »Jesus is Lord« oder »Christ loves you«. Ich blieb an einem Stand stehen, hinter dem eine energische junge Frau mit einer Menge Rundungen unter dem T-Shirt mit der Aufschrift »Ich Chef. Du nix« in mir den perfekten Kunden sah. Sie setzte mir Mütze um Mütze auf, war unzufrieden, probierte die nächsten, war wieder unzufrieden und wählte am Ende die mit Abstand hässlichste aus. Dafür wollte sie eine Stange Geld, und weil ich mit wohlproportionierten Frauen in ausdrucksstarken T-Shirts nicht handle, reichte ich es ihr. Sie steckte die Mütze in eine Tasche, dazu eine zweite, eine dritte, eine vierte und eine fünfte, und erst da wurde mir klar, dass ich den Stand leer gekauft hatte. Ich würde mein Museum erweitern müssen. Um dem vorzubeugen, verteilte ich meinen Einkauf freigiebig unter Leon und Mashwabada, und so zogen wir durch die Stadt, zwei Schwarze und ein Weißer mit knallroten Mützen und der Aufschrift »Jesus is my Homeboy«.

Als wir die Straße der Heilpflanzenverkäufer erreichten, sah ich Stände, die sich unter Bergen von Wurzeln, Knollen und Kräutern bogen. Hatte Mashwabada beim Schafskopfhändler den kritischen Kunden gegeben, lief er jetzt zur Hochform auf. Wählerisch schlich er um die Ware, rieb seltsam aussehende Wurzeln zwischen den Fingern, kostete, verzog das Gesicht, handelte und feilschte, wollte genau wissen, wann und wie diese und jene Pflanze geerntet wurde. Fast alles, was an den Ständen feilgeboten wurde, stammte aus der Wildnis, und ich stellte mir vor, auch wir könnten uns auf lokalen Märkten mit Heilpflanzen eindecken, gesammelt von weisen Kräuterfrauen.

»Ich weiß, für welche Krankheiten ich welche Heilpflanzen brauche«, beantwortete er meine Frage. »Manche sammle ich selbst, einige baue ich an und andere muss ich kaufen, weil sie in unserer Gegend nicht vorkommen.«

»Behandelst du alle Patienten mit Heilpflanzen?«

Leon übersetzte, und aus Mashwabada Caga sprudelte es nur so heraus. Ganz offenbar war das ein wunder Punkt.

»Früher ja«, fasste Leon zusammen. »Heute gibt es Bestimmungen und Verordnungen. Jetzt muss er mit synthetischen Medikamenten arbeiten, ob er will oder nicht. Bei denen weiß er allerdings nicht, welche Nebenwirkungen sie haben. Über die Pflanzen weiß er alles.«

Wie gesagt: Auch am anderen Ende der Welt legen die Uhren den Tag in 24 Stunden zurück. Synthetisch hergestellte Medikamente sind überall auf dem Vormarsch. Bei uns haben sie das Wissen um die Kraft der Heilpflanzen weitgehend verdrängt. In Afrika wird es hoffentlich anders sein.

Am nächsten Tag fuhren wir Richtung Norden und erreichten nach ein paar Stunden das Örtchen Alice. Es begann zu regnen, und gleich nachdem die Teerstraße in eine Piste übergegangen war, musste der japanische Eierbecher schwimmen lernen. Aus Schlaglöchern wurden Swimmingpools, und hätte ich ein Echolot dabeigehabt, um ihre Tiefe auszumessen, wäre mir wohler gewesen. Uli kannte das alles, denn überraschende Sintfluten waren am Ostkap nichts Ungewöhnliches.

»Was hast du damit gemeint, dass ich mir das Projekt anschauen kann, wenn ich keine Probleme mit den Ohren habe?«, fragte ich.

Anstelle einer Antwort zeigte Uli nach vorne. Im strömenden Regen säumten Hunderte von Menschen die Straße. Sie bildeten ein Spalier und schrien sich die Seele aus dem Leib. Darüber ertönte ein markdurchdringendes Trillern.

»Wenn ich's nicht besser wüsste, würde ich umdrehen«, sagte Uli. »Aber für die Xhosa ist das der Empfang für Ehrengäste.«

Mittlerweile hatten wir die Menschenmenge erreicht, und ein bisschen kam ich mir vor wie Cäsar bei seinem Einzug in Rom. Die Männer klatschten, sangen und schrien, während die Frauen einen hohen Fistelton von sich gaben, der mich daran erinnerte, wie ich geklungen hatte, als ich einmal unseren Herd an den Starkstrom anschloss, ohne vorher die Sicherung herauszudrehen.

»Sorgt das nicht für Kehlkopf-Muskelkater? Stimmband-Prellung und Stauchung des Zungenbändchens?«

Ich hatte ein paar Jahre Gesangsunterricht bei einer amerikanischen Opernsängerin genossen, die nicht nur stolze 130 Kilo auf die Waage gebracht hatte, sondern mit ihrer Stimme das Glas aus den Fenstern singen konnte. Daher war ich mit der Physiognomie unseres Rachenraums auf Du und Du. Als wollten mir die Xhosa-Frauen beweisen, dass meine Sorgen unbegründet waren, hoben sie zu einem Crescendo an. Vielleicht kennen Sie das: Wer einen unfolgsamen Hund hat, schafft sich eine Hundepfeife an. Deren Töne sind für uns nicht vernehmbar, weil sie im Frequenzbereich über 20 000 Hertz liegen. Für Bello dagegen heißt es, Herrchen pfeift und ich komm angedackelt, als gehöre Gehorchen zu meinen Lieblingsbeschäftigungen. Die Xhosa-Frauen brauchten keine Hundepfeife, und als ich später ein paar Welpen traurig durch die Straßen von Alice schleichen sah, wusste ich Bescheid. Uns aber stimmte die Begrüßung fröhlich, denn es kommt schließlich nicht alle Tage vor, dass einem eine Gesangsgruppe von der Stärke der Fischerchöre willkommen heißt. Wir stiegen aus, und der Dorfälteste von Alice schüttelte uns begeistert die Hand.

Uli Feiters Projekt »Kapland-Pelargonien-Anbau in Alice« war mittlerweile zwei Jahre alt und trug bereits reichlich Früchte – besser gesagt: Wurzeln, denn sie waren es, die ein bisschen Geld in diesen bettelarmen Landstrich brachten. Wieder einmal zeigte es sich, dass es möglich ist, Geschäfte zu machen, von denen alle profitieren. Uli Feiter erhielt hochwertige Heilpflanzen aus einer nachweisbaren Quelle. Die Pflanzen selbst wurden durch kontrollierten Anbau und schonende Erntemethoden geschützt. Und die Xhosa verdienten Geld, das sie in ein Altenheim investierten. Denn das war der Clou: In Alice entstand das erste Heim für alte Menschen in der ehemaligen Transkei. Wie überall herrschte auch hier Landflucht. Johannesburg, Kapstadt, Durban und Pretoria zogen Scharen von jungen Menschen an. Dadurch funktionieren die alten Traditionen nicht mehr, und die Alten mussten schauen, wie sie ohne ihre Kinder über die Runden kamen. In dieser Situation war für sie Uli Feiters Initiative wie ein Sechser im Lotto. Entsprechend motiviert gingen sie ans Werk. Nach vielen Rückschlägen – dass die Kapland-Pelargonie eine eher widerstrebende Heilpflanze in Sachen Kultivierung ist, hatte ich bereits gelernt – konnte Uli ein Erfolgsprojekt präsentieren. Zusammen mit dem Dorfältesten zeigte er uns die Felder.

»Die Gemeinde stellt Land zur Verfügung«, erläuterte er. »Darauf brechen die Leute mit dem Eselpflug den Boden auf und befreien ihn von Gras und Pflanzen. Dann werden Pelargonien-Setzlinge gepflanzt. Damit bauen wir zum ersten Mal seit Jahrzehnten die Heilpflanze wieder dort an, wo sie ursprünglich herkommt. Klingt einfach, ist es aber nicht. Da durch die Apartheid alle Dorfstrukturen zerstört wurden, mussten wir viel Geduld mitbringen.«

»Hilft dir dabei, dass du Gärtner bist? Gärtner brauchen doch Geduld?«

»Das hilft tatsächlich«, lachte Uli. »In Afrika sollte jeder Gärtner sein.«

9

In Kapstadt, um Kapstadt und um Kapstadt herum

Mit Nigel Gericke lernen wir den Mann kennen, der als erster Mensch dieser Welt Sutherlandia gegen HIV einsetzte und dabei sensationelle Ergebnisse erzielte. Die Heilerin Anne Hutching setzt diese Pflanze erfolgreich in KwaZulu-Natal ein. Dr. Kowie vom staatlichen Medical Research Center macht uns klar, weshalb der südafrikanische Staat trotzdem nicht an Pflanzenkraft glaubt.

Nigel ist ein vorsichtiger Mann«, sagte Uli. »Wenn du die Geschichte der Sutherlandia kennst, weißt du auch, weshalb.«

Der Heilpflanzenfarmer, Beate und ich standen auf dem Signal Hill und schauten auf Kapstadt herab. 350 Meter über der Metropole wird jedem klar, weshalb sie zu den schönsten Orten der Welt zählt. Die prickelnde Luft tauchte Stadt, Tafelberg und Ozean in ein Licht, das gedämpft wie durch eine Milchglasscheibe aussah. Wir ließen eine Flasche südafrikanischen Sekt kreisen, der es an Geschmack mit jedem Champagner aufnehmen konnte, und sahen zu, wie draußen auf dem Meer ein feuerroter Sonnenball im Wasser versank. Man brauchte nur wenig Phantasie, um sich Jan van Riebeeck vorzustellen, wie er sich bei der Vorstellung die Hände gerieben hatte, dass Abertausende Handelsschiffe auf dem Weg von Europa nach Indien hier vor Anker gingen, um Vorräte für die weitere Fahrt zu kaufen.

»Damit«, sagte sich der gute Jan, »werde ich reich, reicher, am allerreichsten.«

Was er als Bevollmächtigter der Holländisch-Ostindischen Handelskompagnie verdiente, reichte tatsächlich für ein bescheidenes Häuschen in der Größe des Buckingham-Palasts, aber der Allerreichste war er damit noch lange nicht. Dieses Prädikat konnte sich ein paar Jahrhunderte später Cecil Rhodes an die Brust heften. Der Sohn eines Pfarrers in

Bishop's Stortfort in England wurde 1870 nach Südafrika geschickt, weil er an Tuberkulose litt. Das Klima am Kap war gut für seine Lungen – und die kommenden Ereignisse gut für seinen Geldbeutel. Rhodes war 17 Jahre alt, als in Kimberley, in der Nähe von Johannesburg, der Diamantenrausch ausbrach. Keiner verstand es so gut wie er, Gier in Reichtum zu verwandeln. Das von ihm geschaffene Diamantenimperium, das 40 Jahre später vom hessischen Einwanderer Ernest Oppenheimer übernommen wurde, kontrolliert heute noch 80 Prozent des Weltdiamantenhandels. Rhodes wurde einer der reichsten Männer der Erde, und da er die Briten als »erste Rasse der Welt« betrachtete, träumte er von einem Kolonialreich von Kapstadt bis Kairo. Dieser Traum führte ihn in die Politik. Zunächst als Premierminister der Kapkolonie, dann als Mitglied der Freimaurer der Apollo-Lodge von Oxford, später als mit allen königlichen Legitimationen ausgestatteter Eroberer riesiger Gebiet in Sambia und Simbabwe, die er in aller Bescheidenheit Rhodesien nannte. Bei seinen Eroberungszügen bediente er sich aller schmutzigen Mittel, die weißen Okkupatoren damals zur Verfügung standen, wie den Einsatz des Maxim-Schnellfeuergewehrs, dem ersten seiner Art. Damit mähten seine Söldner die Stämme der Shona und Ndebele nieder, und so bringt Cecil Rhodes' Eroberungszug die Geschichte Afrikas auf den Punkt: Für Europäer war es einfach der Kontinent, auf dem man sich ungeniert bedienen konnte.

In diesem Augenblick versank die Sonne im Meer, und es war, als sähen wir brodelnde Gischt aufsteigen. Wir stießen mit den Gläsern an.

»Auf dass die Heilpflanzen allen Menschen nützlich sind«, sagte Beate.

Mir brannte eine Frage unter den Nägeln: »Wann kann ich Nigel treffen?«

Ich war begierig darauf, den Mann kennenzulernen, der in der Wüstenapotheke vielleicht eines der kostengünstigsten Mittel zur Bekämpfung von Aids entdeckt hatte.

»Bald«, sagte Uli. »Du musst die Geduld des Gärtners mitbringen.«

Die Geschichte der Immunschwächekrankheit Aids ist nicht einfach zu durchschauen. Lügen, Legenden und gezielte Propaganda sorgen für eine Vielzahl von Variationen. Ist ja auch praktisch: Je nachdem, auf welcher Seite Betroffene oder Verantwortliche stehen, können sie sich so ihre eigene Wahrheit basteln. Da gibt es zum Beispiel die Geschichte, die Ende der achtziger Jahre das Magazin *Rolling Stone* publizierte. Darin stand, das Virus sei 1950 in Belgisch-Kongo durch einen Polio-Impfstoff auf den Menschen übertragen worden. Dieser Artikel zeigt noch heute Wirkung: Aus Angst vor einer Ansteckung lassen sich Tausende Einheimische nicht mehr impfen. Dann gibt es die Geschichte des Biologen Jakob Segal. Er behauptete, das HI-Virus sei in den USA für militärische Zwecke hergestellt worden. Dabei verschwieg er seine jahrelangen Aufenthalte in der DDR, die diese Version der Dinge in einem anderen Licht zeigen. Trotzdem kursiert Segals Behauptung in ganz Afrika: Um die Bevölkerung zu dezimieren und die Rohstoffe auszubeuten, setze der Westen Aids als Biowaffe ein. In eine andere Richtung zielt eine »Gruppe zur wissenschaftlichen Überprüfung der HIV-Aids-Hypothese«. Sie vertritt die Ansicht, dass harte Drogen, Unterernährung und die Einnahme hochtoxischer antiviraler Medikamente die Ursache für Aids sind. Nun versammeln sich in dieser Gruppe nicht gerade

Dummköpfe, sondern Retrovirologen wie Peter Duesberg oder Kary Mullis, Chemie-Nobelpreisträger und Entdecker des Verfahrens, mit dem HI-Viren im Körper nachgewiesen werden können. Diese Leute gehen von einer antiviralen Aids-Ursache aus. Sie halten das HI-Virus selbst für harmlos, und da sie Südafrika beraten, teilen die Politiker dort diese Meinung. Doch steht die These in Widerspruch zur gängigen. Diese geht davon aus, dass das HI-Virus eng mit den Viren verwandt ist, die Aids-ähnliche Symptome bei Primaten auslösten. Danach wurde das Virus durch Verzehr von Schimpansenfleisch auf Menschen übertragen und begann alsbald mit der Zerstörung von dessen Immunsystem. Aus diesem Grund bedeutet Aids Acquired Immune Deficiency Syndrome, also »erworbenes Immundefektsyndrom«. Nach Schätzungen der Weltgesundheitsorganisation WHO starben 2005 2,8 Millionen Menschen an Aids, während sich 4,1 Millionen Menschen neu ansteckten. Keinen Zweifel gibt es, wie das HI-Virus übertragen wird – durch Blut, Sperma, Vaginalsekret, Muttermilch, bei Bluttransfusionen und während der Geburt. Die Infektionsgefahr variiert dabei gewaltig: Sie liegt bei 1:1000 bei ungeschütztem Geschlechtsverkehr, 15 Prozent während der Geburt, und 95 Prozent bei verseuchten Bluttransfusionen.

Nach einer Übertragung verläuft die Infektion in vier Phasen: Zwei bis sechs Wochen danach treten grippeähnliche Symptome auf, die nach weiteren sechs Wochen wieder nachlassen. Danach startet die meist mehrjährige Latenzphase, in der häufig keine Symptome auftreten, sich das Virus aber ständig vermehrt. Die dritte Phase ähnelt der ersten – aber die Symptome lassen nicht mehr nach. In der vierten Phase häufen sich Infektionen, die für Menschen mit einem gesunden Immunsystem harmlos sind, beim Aids-Kranken dagegen tödlich enden.

Die erste Blutprobe mit nachgewiesenen HIV-Antikörpern stammt aus dem Jahr 1959. Erst 1982 wurde die Krankheit in Deutschland diagnostiziert. Danach begann der weltweite Kampf gegen Aids, in dem momentan die antiretrovirale Therapie das Maß aller Dinge ist. Der Patient muss mehrere Medikamente einnehmen, die den Krankheitsverlauf verlangsamen. Die Betonung liegt auf »verlangsamen«, denn eine Heilung ist nicht möglich. Außerdem verursacht der Medikamentenmix schwere Nebeneffekte wie Leberversagen. Bei vielen Patienten muss die Behandlung deshalb abgebrochen werden. Obendrein ist die Therapie sehr teuer. Hoffmann-LaRoche, der Hersteller des Fusionsinhibitors T-20, gab bekannt, dass diese Substanz einer der aufwendigsten der Firmengeschichte sei. Der Preis einer Behandlung beträgt 24 000 € pro Jahr. Damit scheidet dieses Präparat für arme Menschen aus. Noch immer wird an einem Impfstoff geforscht. Bisher scheiterte man an der hohen Mutationsrate des HI-Virus. Vor 2012, so die Forscher, sei nicht mit einem Serum zu rechnen.

Aids ist also weder besiegt noch auf dem Rückzug, auch wenn das Politiker häufig behaupten. Im Gegenteil: Das HI-Virus breitet sich weiterhin rasend schnell aus, vor allem in Ländern, die lange Zeit wenig betroffen waren wie Russland oder Indien. Auf dem afrikanischen Kontinent führt nach wie vor Südafrika die traurige Hitliste der Länder mit der höchsten Aids-Rate an. Südafrika hat rund 43 Millionen Einwohner, von denen 20 Millionen Menschen HIV-infiziert sind. Das ist fast die Hälfte der Bevölkerung, und wenn nur ein Teil davon stirbt, ist das ein unfassbarer Exodus.

Trotzdem – oder vielleicht gerade deshalb – übt sich die südafrikanische Regierung in einer Vogel-Strauß-Politik und verleugnet die Existenz von Aids. Was geht in den Köpfen dieser Leute vor? Die Antwort, nach mir die Sintflut, kann es nicht sein. Denn sollte die kommen, überflutet sie ein menschenleeres Land.

Woran liegt es, dass gerade in Südafrika die Epidemie nicht einzudämmen ist? Zum einen an der noch immer miserablen Aufklärung. Viele Menschen wissen nicht, dass Geschlechtsverkehr für die Übertragung sorgen kann. Solange es Leute wie Ex-Vizepräsident Jacob Zuma gibt, der mit einer Dusche den Virus in den Gully spülen will, wird sich daran nichts ändern. Außerdem trägt die katholische Kirche ihren Teil zum großen Sterben bei. Zur Zeit meiner Reise tummelte sich ein Dutzend deutscher Bischöfe im Land. Die Herren wagten sich sogar ins KwaZulu-Natal, wo über 60 Prozent aller Neugeborenen mit dem Virus auf die Welt kommen. Die Bischöfe waren schwer betroffen, aber zu einem Plädoyer für das Kondom konnte sich keiner durchringen.

Das war die Ausgangssituation, als der südafrikanische Biologe Nigel Gericke zu Hause saß und an seinem neuen Buch über Heilpflanzen schrieb. Zu dieser Zeit hatte sich der Querdenker schon eine stattliche Anzahl Feinde geschaffen, weil er dafür eintrat, dass Heilpflanzen öffentliches Gut sind und Wirkstoffe nicht patentiert werden dürfen. Als es an diesem Tag an seiner Tür klingelte, ahnte er nicht, dass sich daran so schnell nichts ändern sollte.

»Es war ein Mann aus meiner Nachbarschaft«, erzählte mir Nigel. »Der wusste, dass ich Erfahrungen mit Heilpflanzen habe. Er fragte mich, ob ich etwas gegen Aids hätte. Zwei seiner Freunde, eine alleinstehende Mutter und ihr kleines

Kind, waren ernsthaft erkrankt. Ärzte und Heiler hatten sie aufgegeben. Das war im Jahr 1999. In Südafrika war es nahezu unmöglich, an antiretrovirale Medikamente zu kommen.«

Nach Tagen, in denen ich ungeduldig durch Kapstadt getigert war, hatte ich Nigel endlich getroffen. Er war ein hoch aufgeschossener Mann, der lange nachdachte, bevor er eine Frage beantwortete. Seine Antworten unterstützte er mit kraftvollen Handbewegungen, als wolle er sagen: So ist es, und nicht so! Gerade kam er aus Australien zurück, wo er auf einem internationalen Kongress über seine Arbeit gesprochen hatte.

»Ich würde lieber in Südafrika darüber reden«, sagte er zur Begrüßung. »Aber da lässt man mich nicht.«

Er schlug vor, dass wir zu den beiden Patienten fuhren, die er seit über acht Jahren mit Sutherlandia versorgte. Das war die Pflanze, die mir Kersten Paulsen in der Wüste Karoo gezeigt hatte und deren Heilkraft nach seiner Aussage alle Vorstellungen sprengen würde – Lerumo-lamadi, der Blut-Speer, in der Sprache der Sotho.

Phetol, die Pflanze, die dich ändert, bei den Tswana-Heilern.

»Zur Zeit, als mein Nachbar an der Tür klingelte«, erzählte Nigel, »untersuchten wir Sutherlandia auf Verwendungen, die nichts mit HIV zu tun hatten. Die Khoi San zum Beispiel setzen sie bei Depressionen ein und nennen sie »die Pflanze, die dich aus dem Dunkeln holt«. Die englischsprachigen Siedler tauften Sutherlandia Cancer-Bush, also Krebs-Busch, weil sie positive Reaktionen bei Krebserkrankungen beobachtet hatten. Ich wusste also, dass wir es mit einem fantastischen Stärkungsmittel zu tun haben. Aber ich konnte nicht ahnen, welchen positiven Einfluss Sutherlandia auf den

Gesundheitszustand der beiden Kranken nehmen würde. Innerhalb von drei Monaten nahm die Mutter sechs Kilo zu. Auch ihr Kind sammelte körperliche Kräfte, und der Gesundheitszustand von beiden verbesserte sich.«

Seither beschäftigt sich Nigel Gericke mit Sutherlandia im Kampf gegen HIV. Seither rennt er gegen Mauern. Seither holt er sich eine blutige Nase nach der anderen. Und der Grund dafür ist so einfach wie bizarr, denn die Pharmaindustrie fürchtet enorme Umsatzeinbrüche, weil Sutherlandia ein sehr preisgünstiges Medikament ist. Mit nur 24 Euro im Jahr lässt sich in Südafrika ein Aids-Kranker über zwölf Monate versorgen. So war es kein Wunder, dass die Pharmaindustrie jede Menge Hebel in Bewegung setzte, damit Sutherlandia weder wissenschaftlich untersucht noch flächendeckend angebaut wurde.

»Am Anfang war die Regierung begeistert«, sagte Nigel. »Die nötigen wissenschaftlichen Tests sollten mit Hochdruck anlaufen, und alle hofften, dass dies der Durchbruch ist. Dabei war es der Anfang vom Ende.«

Aus heiterem Himmel heraus stoppte Südafrika alle Tests. Das war nicht der Beschluss eines zynischen Apartheid-Regimes, sondern die Entscheidung einer schwarzen Regierung, die demokratisch gewählt worden ist.

Thomas Hobbes schrieb, der Mensch ist des Menschen Feind. Was soll man dazu sagen? Der Mann hat recht.

Wir trafen Nonhlanhla Zungu und ihre Tochter Nomfundo in einem kleinen Café. Sie stammen aus KwaZulu-Natal. Als wir uns an einen Tisch setzten, merkte ich, wie unangenehm es ihnen war, mir meine Fragen über ihre Krankheit zu beantworten. Also ließ ich sie einfach erzählen, und so nach und nach tauten sie auf. Nonhlanhla war seit zehn Jahren

HIV-positiv, Nomfundo seit ihrer Geburt. Als Nonhlanhlas Bekannter Nigel Gericke um Hilfe bat, lag sie im Sterben. Sie war so schwach, dass sie weder stehen noch sitzen konnte. Sie konnte keine Nahrung mehr zu sich nehmen. Verschämt zeigte sie mir ein Foto, und ich sah eine Frau, die aussah wie ein Skelett, mit einem von Herpes überwucherten Gesicht. Das nächste Foto war ein halbes Jahr jünger: Sie sah immer noch krank aus, aber der Herpes war zurückgegangen, und sie hatte an Gewicht gewonnen. Nochmals ein halbes Jahr später: Ein kleines Lächeln zeigte sich auf ihrem Gesicht. Der Herpes war verschwunden. Der Frau, die mir heute gegenübersaß, sah man ihre Krankheit nicht an. Seit einigen Jahren arbeitete sie wieder. Nomfundo ging zur Schule. Nigel betrachtete die Dinge ganz nüchtern.

»Sutherlandia ist kein Heilmittel für Aids«, sagte er. »Für diese Krankheit gibt es keines, weder auf natürlicher noch wissenschaftlicher Basis. Aber Sutherlandia ist ein hervorragendes Stärkungsmittel für das angegriffene Immunsystem der Kranken und spielt eine wichtige Rolle bei der ländlichen Bevölkerung, die keinen Zugang zu modernen Medikamenten hat.«

Er machte eine Pause, und für einen Augenblick verdrängte der Visionär den Wissenschaftler.

»Sutherlandia kann auch in hoch entwickelten Gesellschaften eingesetzt werden. Bei Menschen, deren Zustand sich durch eine HIV-Erkrankung nicht so stark verschlechtert hat, dass sie moderne Medikamente benötigen. Und auch als sinnvolle Beigabe bei antiretroviraler Behandlung.«

Nonhlanhla hatte Nigels Ausführungen verfolgt. Jetzt sagte sie leise: »Ich sollte gar nicht mehr da sein.«

Aber sie war noch da – sie, und ihr Kind, aufgrund einer Heilpflanze, die am Wegesrand wuchert.

»Wer sorgte dafür, dass die Tests eingestellt wurden?«, fragte ich Nigel.

»Das staatliche Medical Reserach Center in Kapstadt.«

»Gibt's da jemand, mit dem ich darüber sprechen kann?«

Nigel lächelte dünn. »Das glaube ich nicht«, sagte er.

Doch auch der Wissenschaftler kann sich irren. Wenn sich ein Schwarzwälder was in seinen Dickkopf setzt, will er es wissen. Und Dr. François Kowie, der Chef des staatlichen Medical Research Centers, war sich seiner Sache ohnehin sicher. Er lud mich zu einem Gespräch ein.

Einen Tag später war ich dort. Das weitläufige Institut lag an der Stadtgrenze von Kapstadt. Ich fragte mich durch. Dr. Kowies Abteilung war in einem mehrstöckigen Gebäude untergebracht. Er führte mich in ein Labor, das überall auf dieser Welt sein könnte: Vor Bildschirmen hockten internationale Forscher und schoben per Mausklick Strukturen von Körperzellen über den Bildschirm. Mit was auch immer sie sich beschäftigten, ich war mir sicher, keiner von ihnen hatte jemals einen Aids-Kranken kurz vor dessen Tod gesehen. Währenddessen redete Kowie wie ein Wasserfall auf mich ein. Er wollte mir klarmachen, dass Aids nicht das eigentliche Problem Südafrikas war. Er war mit allen Wassern gewaschen, und seine Antworten auf meine Fragen führten meilenweit am Thema vorbei.

»Unser Problem«, sagte er, »ist Zucker.«

»Zucker?«

»Unser Volk ist zuckerkrank. Seit dem Ende des Wirtschaftsboykotts gegen Südafrika verzeichnen wir einen rapiden Anstieg an Todesfällen. Das kommt durch die Veränderung der Ernährung. Fastfood, Cola und Cornflakes bestehen zum größten Teil aus Zucker. Wir haben es mit einem Phänomen zu tun, das Parallelen zu Todesfällen durch Alkohol bei amerikanischen Ureinwohnern aufweist. Aufgrund einer variierten Genstruktur können diese Alkohol nicht abbauen, was bei geringen Mengen Schnaps zum Tod führen kann. Ähnliches vermutet man übrigens bei Aboriginis und Khoi San.«

»Interessant«, sagte ich. Aber es war das eine, mit dem Finger auf böse Fastfood-Ketten aus dem bösen Ausland zu zeigen, die ein Volk zuckerkrank machten. Oder auf sich selbst, weil man sich von Pharmakonzernen hatte kaufen lassen.

»Was ist mit Aids?«, fragte ich noch einmal. »Was ist mit Sutherlandia?«

Für einen Augenblick fiel die Fassade. »Hören Sie«, sagte Kowie, und seine Geduld mit dem Schwarzwälder Dickkopf neigte sich dem Ende zu, »das steht einfach nicht zur Debatte.«

»Warum nicht?«

»Weil wir kein Geld haben. Ohne finanzielle Unterstützung lassen sich keine klinischen Studien durchführen.«

»Sutherlandia wird bereits in ein paar tausend Fällen erfolgreich eingesetzt, wissenschaftlich begleitet und protokolliert.«

»Tut mir leid. Ich habe wirklich noch zu tun.«

Daran hatte ich keinen Zweifel. Ich erhob mich und fragte nicht: »Wie viel Schmiergeld haben Sie eigentlich bekommen?«

Stattdessen sagte ich höflich »Auf Wiedersehen« und meinte es auch so. Steter Tropfen höhlt den Stein.

Am nächsten Tag traf ich Anne Hutching in einem Café an der Victoria and Alfred Waterfront. Die Ethno-Botanikerin und Dozentin an der Universität Zululand war eine der Ersten, die Sutherlandia im KwaZulu-Natal einsetzt. Dort und in Swasiland herrscht die höchste Aids-Rate der Welt: 52 Prozent der Bevölkerung sind infiziert. Jeder Zweite, egal ob Mann, Frau, alter Mensch oder Neugeborener, trägt die Zeitbombe in sich. Ist das nicht eine unglaubliche Zahl? Sollte man da nicht alles versuchen, selbst auf die Gefahr hin, dass ein paar Pharmabosse Haare auf den Zähnen kriegen? Ich kann ja verstehen, dass in Südafrika ein hohes Maß an Frust vor weißen Besserwissern herrscht. Trotzdem nimmt die Beratungsresistenz der südafrikanischen Regierung bizarre Formen an. Dass es auch anders geht, zeigen Beispiele in Uganda. Lange Jahre war das ostafrikanische Land stärker von Aids befallen als Südafrika. 1992 war jede dritte schwangere Frau in Uganda HIV-infiziert. Mittlerweile wurde durch landesweiten Sexualkundeunterricht, einer flächendeckenden Werbekampagne zum Gebrauch von Kondomen sowie HIV-Tests, deren Ergebnisse noch am selben Tag bekannt werden, die Aids-Rate gesenkt. Fast noch wichtiger: Krankheitsverhütung ist mittlerweile ein wichtiges Thema in der Gesellschaft.

Wobei wir auch vor unserer eigenen Haustüre kehren müssen: Deutschlands Jugendliche zeigen nach Jahren der Aufgeklärtheit eine erschreckende Unkenntnis in Sachen Aids. Nach einer Untersuchung des Robert-Koch-Instituts glaubt jeder fünfte, einem HIV-Positiven die Krankheit anzusehen und sich dadurch schützen zu können. Keine Frage, gäbe es einen Sexual-Pisa-Test, der Turm würde umfallen.

Anne Hutching war eine kleine Frau, die mit so leiser Stimme sprach, dass ich sie kaum verstehen konnte. Wer glaubte, dahinter verberge sich ein schwacher Charakter, hatte sich getäuscht.

»Wer so viel Elend wie ich gesehen hat«, sagte sie, »lässt

sich weder von Schmeicheleien noch von Drohungen von seinem Weg abbringen.«

Beides hatte es genug gegeben. Denn die Folgen von Aids sind tief greifend – und die Folgen der Bekämpfung von Aids auch.

»Der Kampf gegen Aids verändert die afrikanische Gesellschaft, in der Frauen viele Pflichten haben und nur wenige Rechte. Männer dagegen dürfen alles, auch mit mehreren Sexualpartnern gleichzeitig verkehren. Das sorgt für die enorme Verbreitung des Virus und trägt ihn in die Familien hinein: Ehefrauen werden angesteckt, Neugeborene ebenfalls. Deshalb genügt es nicht, die Leute über Gesundheitsfragen aufzuklären. Die afrikanischen Frauen müssen für ihre Rechte eintreten. Die Gesellschaft muss sich ändern.«

Annes Stimme war nicht lauter geworden, trotzdem drehten sich Köpfe uns zu. Es war ein heikles Thema. Doch Anne hatte recht. Auf nichts lässt sich bequemer ausruhen wie auf Traditionen – wenn diese einem die besseren Karten geben.

»Im KwaZulu-Natal versorge ich 800 Aids-Kranke mit Sutherlandia«, sagte Anne. »Die Ergebnisse geben Anlass zur Hoffnung. In den meisten Fällen können die Kranken wieder einem lebenswerten Leben nachgehen. Damit sind sie keine Belastung mehr für die Gesellschaft. Aber dann passiert auch Folgendes: Ich gebe einer Frau Sutherlandia, und nach einer Woche treffe ich sie, am Boden zerstört. Was ist passiert, will ich wissen. Und sie berichtet mir, dass sie innerhalb von ein paar Tagen Appetit bekommen hat. Das ist gut, sage ich. Doch sie weint und antwortet: Aber ich habe doch nichts! Jetzt esse ich meinen Kindern das Essen weg!«

Ich sah Anne an, dass ihr diese Geschichte an die Nieren ging. Es war wie der Kampf mit dem alten Fahrradschlauch:

Kaum hat man ein Loch verstopft, entweicht die Luft aus dem nächsten.

»Aids-Bekämpfung muss also mit einer allgemeinen Verbesserung der Lebenssituationen Hand in Hand gehen?«, fragte ich.

»Damit«, sagte Anne. »Und mit einer besseren Schulbildung. Wer gebildet ist, dem kann man keine Märchen erzählen. Auch ein Grund, weshalb unsere Regierung die Bevölkerung dumm hält.«

Aber das gilt nicht nur für Südafrika. Das gilt für die ganze Welt.

10

Von Südafrika nach Namibia, durch den Naturpark Namibrand und zurück nach Windhuk

Noch einmal soll sich der Ballon in die Lüfte erheben und schwarz gekleidete Gesellen auf den Plan rufen. Wir kommen an ausgebrannten Autowracks vorbei, staunen über irreführende Ortsnamen und lernen das größte private Naturschutzgebiet Namibias kennen.

So gerne würde ich noch mal den Ballon steigen lassen«, sagte Rolf. Dass ich dazu Lust verspüren würde, hatte ich nicht geglaubt. Aber so war es. Wir waren auf dem Weg zurück nach Namibia. Drei Tage hatten wir für die Fahrt eingeplant, drei Tage durfte ich noch einmal das Kilometerspiel spielen. Beate war nach Deutschland zurückgeflogen mit der Miene einer Frau, die etwas im Schilde führt.

Seit Wochen fuhren wir Ballonhülle und Korb spazieren, nicht zu sprechen vom halben Dutzend Gaskartuschen, die ebenfalls ein paar tausend Kilometer Piste auf dem Buckel hatten. Aber es hatte keine Gelegenheit mehr gegeben, noch einmal den Himmel zu erobern. Und da auch Angola weiter weg war denn je, stieg meine Zuversicht, den Ballon vor der Grenze wieder einzufangen.

Wir fanden eine wunderbare Stelle, die nur einen Nachteil aufwies: Auch sie war durch einen hohen Zaun von der Straße getrennt. Für einen Ballon ist ein Zaun kein Hindernis, für uns schon.

»Drüberklettern oder drüberklettern?«, fragte Rolf, den das alles nicht schreckte.

Ballonfahrer, zur Sonne, zur Freiheit! Rolf mühte sich als Erster ab, wobei er feststellen musste, dass die ruhmvollen Zeiten des Deutschen Sportabzeichens schon eine Weile hinter ihm lagen. Ich reichte ihm die Ausrüstung, dann legte ich meine Hand auf den Zaun, um eleganter als er die Seiten zu wechseln. Im nächsten Augenblick fand ich mich auf dem Hosenboden wieder. Der Stromschlag, der mich niedergestreckt hatte, war nicht von schlechten Eltern gewesen. Während ich mir meinen schmerzenden Arm rieb, schaute ich mich verblüfft um. Und sah zwei Dinge: Weit weg, am Horizont, ein Farmhaus, in der Perspektive der Landschaft so groß wie ein Häuschen auf einer Märklinanlage. Etwas blitzte, und das musste der Farmer sein, mit einem Fernglas vor Augen und der Hand am Stromschalter. Endlich, nach 100 Jahren Einsamkeit, bringen zwei Kuffnucken Leben in die Bude. Das andere, was ich sah, kam auf der Straße auf uns zu. Es waren vier Gestalten mit schwarzen Hüten, schwarzen Jacken und schwarzen Hosen. Sie hatten ein Bündel über den Schultern, trugen knarzige Stöcke in den Händen.

»Tag, die Herren«, sagte einer der vier Gesellen im breitesten Hessisch, »kann man behilflich sein?«

So lernten wir Andreas, Konrad, Wido und Uwe kennen. Die vier waren Zimmerleute auf der Walz, und es hatte sie ins tiefste Afrika verschlagen. Sie waren auf dem Weg nach Namibrand, dem größten privaten Naturschutzgebiet Namibias, um beim Bau einer Lodge Hand anzulegen. Jetzt legten sie erst mal bei uns Hand an. Mit ihren Stöcken bogen sie den Elektrozaun herab, damit wir Rolf aus seiner misslichen Lage befreien konnten. Dann wischte sich Andreas den Schweiß von der Stirn.

»Ihr fahrt nicht zufällig nach Maltahöhe?«, fragte er.

Wir wollten nach Windhuk. Maltahöhe lag nicht auf unserem Weg. Rolf und ich schauten uns an und nickten. Was ist schon das Reisen, das Leben, ohne Spontanität?

»Das ist genau unsere Richtung«, sagten wir aus einem Munde.

Viele haben schon Zimmerleute auf der Walz gesehen und haben sich gefragt, was treiben diese Burschen eigentlich? Das kann man in zwei Sätzen zusammenfassen: fürs Leben lernen. Und es genießen.

Zu siebt im Bus – vier schwarz gekleidete Gesellen, Rolf, Bigy und ich – ging es gemütlich zu, vor allem, als die Zimmerleute unseren Biervorrat entdeckten. Der war so warm wie frisch gebrühter Kaffee, aber Konrad machte klar, dass man in der Not nicht wählerisch sein darf. Und Bier gehört bei Zimmerleuten auf der Walz zum Grundnahrungsmittel.

»Wie lange bist du schon unterwegs?«, fragte ich Konrad, als er die Flasche mal kurz absetzte.

»Drei Jahre«, war die Antwort.

Und das unter strengen Regeln, fast wie im Mittelalter. Mit fünf Euro in der Tasche verlassen die Zimmerleute ihre Heimat, mit fünf Euro kehren sie zurück. Geld verdienen ist verpönt, Handys sind nicht gestattet, und auch die Möglichkeiten der Fortbewegung sind streng reguliert.

»Wir reisen zu Fuß und per Anhalter«, erklärte mir Wido. »Weil's ein bisschen weit ist, nach Afrika zu tippeln, fliegen wir. Aber Eisenbahnfahren, sich ein Auto kaufen oder eines mieten ist nicht. Eigentlich reisen wir wie die Kollegen vor ein paar hundert Jahren.«

Entschließt sich ein Geselle, auf die Walz zu gehen, ist er mindestens zwei Jahre und einen Tag unterwegs – Rückkehr ausgeschlossen. Das schreibt der sogenannte Schacht vor, in dem die Zimmerleute organisiert sind. Während der Zeit ihrer Walz dürfen sie ihrem Heimatort nicht näher als 50 Kilometer kommen.

»Es ist eine Entscheidung ohne Hintertürchen«, sagte Andreas. Also eine Entscheidung, wie sie in unserer Gesellschaft nur noch selten vorkommt.

»Sind auch andere unterwegs?«, wollte ich wissen.

»Von den vier traditionellen Schächten geht das Bauhauptgewerbe auf Wanderschaft«, sagte Andreas. »Das heißt Maurer, Steinmetze, Zimmerleute, Dachdecker und Schreiner. Aber auch Schneider, Bäcker, Metzger, Goldschmiede … die Walz ist wieder modern geworden.«

Wer, sagen wir, vor 200 Jahren in ein Städtchen hineingeboren wurde und den Beruf des Bäckers erlernte, fand sich schnell in harter Konkurrenz zu einer Handvoll weiterer Bäckergesellen wieder. Um die Rivalität zu entschärfen, wurde von den Zünften die Walz ins Leben gerufen. Nach der Lehre mussten die Gesellen ihr Bündel packen und hinaus in die Welt ziehen. Manche kehrten nach Ablauf ihrer Wanderschaft zurück, voll mit Wissen und Erfahrungen, die sie den Daheimgebliebenen vermitteln konnten. So entstand Fortschritt und neues Denken auch in abgelegenen Gegenden. Anderen, denen es woanders besser gefiel und die blieben, sorgten für eine Vermischung der Gesellschaft. Alles in allem ein sinnvolles System.

»Und wieder andere«, sagte Wido, »kamen unterwegs um. Die Walz war – und ist – nicht ungefährlich.«

Er zeigte auf seinen Goldring im Ohr. »Das war die Lebensversicherung der wandernden Gesellen. Starb einer auf Tippelei, wurde mit dem Goldring sein Begräbnis bezahlt.« Und das Bier für die, die ihm das letzte Geleit in der Fremde gaben.

»Und hat sich einer schlecht benommen«, sagte Uwe, »und gegen den Ehrenkodex des Schachts verstoßen, wurde ihm der Ring mit der Zange herausgerissen. Dann war er ein Schlitzohr, und jeder konnte es sehen.«

Schon seit zwei Stunden kamen wir immer wieder an den Werbeplakaten eines Rasthauses vorbei. »Solitaire 100 Miles« stand da, und darunter »Fresh food and beer«. Dann waren es 50, 40, 30, 20 Meilen. Als das Rasthaus endlich in Sicht kam, setzte ich den Blinker schon lange davor. Sicher ist sicher.

Die vier Zimmerleute hatten tatsächlich kaum Geld in der Tasche und nahmen unsere Einladung gerne an. Das Prinzip, ohne viel Mammon auszukommen, stammt ebenfalls aus den Zeiten, als wandernde Gesellen noch für Kost und Logis arbeiteten. Was sich heute geändert hat, erklärte mir Andreas.

»Ich zahle Krankenversicherung, ich rauch ziemlich viel. Das muss ich irgendwie finanzieren. Und wenn ich irgendwo arbeite und meine Arbeit gut mache, dann ist es auch gerechtfertigt, dass ich dafür Lohn bekomme.«

Der wiederum fast gänzlich fürs Reisen draufgeht. Uwe war schon in Asien auf der Walz, Andreas in Südamerika.

»Für mich ist das ein Abnabelungsprozess«, sagte Uwe. »Von den Eltern, von der engen Umgebung zu Hause. Am Anfang graust es dir, weil du keine Ahnung hast, was kommt. Am Ende willst du gar nicht mehr damit aufhören.«

Damit dieser Anfang nicht zu schwer wird, entwickelten die Schächte feste Rituale. Rituale beim Weggehen, Rituale unterwegs, Rituale in der Phase des Heimkehrens. Einige Gesellen bleiben beim nomadischen Leben. Wer die Freiheit geschmeckt hat, dem fällt es schwer, sich später einem regulierten Tagesablauf unterzuordnen.

»Ich lass mich gerne treiben und schau, wo es mich hinverschlägt«, sagte Wido. »Oder ich habe von einer Gegend gehört, wo ich schon immer mal hinwollte, weil es dort schön sein soll. Da such ich mir dann Arbeit.«

Die tatsächlich auf die Gesellen wartet, denn sie können was. Ein Grund für die Walz ist die Bewahrung alter Handwerkskünste, die heute beim Hausbau nicht mehr sonderlich gefragt ist. So traf ich einmal in Syrien einen Schreiner auf der Walz, der die Kunst des Intarsienlegens lernte. Auch Uwe wollte nach dem Afrikatrip etwas völlig Neues lernen: in Indien den Bau eines Holzschiffes.

»Das ist mein Traum«, sagte er. »In Deutschland kann ich das nicht lernen.«

Ich brachte die nächste Runde Bier und fragte, was für eine Art von Haus sie denn in Namibia erstellten.

»Eine Lodge in Pfahlbauweise«, sagte Andreas. »Die liegt am Arsch der Welt. Bis zur Piste sind's vier Stunden zu Fuß, und nach Maltahöhe nochmals 150 Kilometer. Und mal ehrlich, was willst du in Maltahöhe? Da gibt's nicht mal 'ne Kneipe.«

So ließen sie nach zwei Monaten Schufterei den Hammer Hammer sein, um ein wenig durchs Land zu ziehen, ein paar Bierchen zu trinken und dem weiblichen Geschlecht zu huldigen, welches reges Interesse an den vier schwarz gekleideten Gesellen zeigte. Die Runde holländischer Touristinnen am Tisch gegenüber schielte ständig rüber und machte Faxen.

»Sollen wir euch zwei Stunden allein lassen?«, fragte ich, aber Andreas winkte ab. Freiheit hin oder her, sie mussten zurück und das Haus fertig bauen. In ein paar Tagen sollte Richtfest sein.

Ein Richtfest in der Wüste. So etwas kann man sich eigentlich nicht entgehen lassen. Ich brauchte nichts weiter zu sagen.

»Wie wär's, wenn wir euch hinfahren?«, fragte Rolf.

»Großartig«, antwortete Andreas. »Dann haben wir ja doch noch Zeit.«

Sprach's, stand auf, nahm sein Bier und setzte sich hinüber zu den Antjes.

»Tag, die Damen«, sagte er, »kann man behilflich sein?«

Der Abstecher lohnte sich. Die Kalahari im nördlichen Teil Südafrikas und im südlichen Teil Namibias präsentierte sich als endlose braune Fläche. Als wir den Ort Grünau erreichten, kann bei der Namensgebung nur der Wunsch Vater des Gedankens gewesen sein. Grün war hier nämlich gar nichts, nicht mal die kümmerlichen Halme, die aus dem Boden ragten. Während der nächsten Stunden Fahrt musste ich an den *Herrn der Ringe* denken, an den endlosen Marsch der Hobbits Frodo und Sam durch die »Braunen Lande«. Ob sich Tolkien von diesem Teil der Kalahari hat inspirieren lassen, entzieht sich meiner Kenntnis.

Hin und wieder stießen wir auf ausgebrannte Autowracks am Straßenrand, von denen eines noch rauchte. Wir hielten an und schauten uns um; kein Mensch war zu sehen. Ein heißer Wind fegte über die Steppe, am Horizont sah ich Wetterleuchten, und das Auto kokelte vor sich hin. Ich konnte mir denken, was passiert war. Ähnlich wie in Australien und den USA wird der Transitverkehr im südwestlichen Afrika von riesigen Trucks bestritten, gegen die deutsche Lastwagen wie Spielzeug wirken. Die Trucker kennen nur ein Pedal, und das ist das Gaspedal. Wer nicht bei drei auf den Bäumen ist, wird von der Straße gepustet, und da es hier keine Bäume gibt, passiert das immer wieder. Das ausgebrannte Auto am Straßenrand hatte dieses Schicksal erlitten, und wir konnten nur hoffen, dass die Insassen mit dem Schrecken davongekommen waren.

Nach Grünau in Richtung Lüderitz änderte sich die Landschaft. Aus Ebenen wurden Anhöhen, aus Anhöhen Hügel. Auch der Boden verwandelte sich, wurde sandiger. Und, natürlich, die Farben: Ocker und satte Rottöne dominierten, mit lavaschwarzem Gesprengsel dazwischen, und immer wieder das Silbergrün von Buschmanngras. In Goageb bogen wir nach Norden ab, um über Helmeringhausen nach Maltahöhe zu gelangen und von dort weiter nach Namibrand. In dieser Gegend war vor rund einem Vierteljahrhundert etwas geschehen, das man gut und gerne als ein kleines Wunder in der Geschichte des Naturschutzes bezeichnen darf. Um es zu verstehen, muss man die Uhr ein paar Jahrzehnte zurückdrehen. Damals, in den dreißiger Jahren des 20. Jahrhunderts, siedelten sich Leute im leeren Land zwischen Atlantikküste, der Wüste Namib und dem Nubib-Gebirge an. Viele waren Deutsche, die trotz der Niederlage im Ersten Weltkrieg im Land geblieben waren. Sie bohrten Wasserlöcher, wühlten Wege durch den Sand und zogen Weidezäune. Diese Pioniere waren von der Idee besessen, aus Wüste Weideland zu gewinnen. Wir können uns nicht vorstellen, welche Plackerei es gewesen sein musste, in einer Gegend Landwirtschaft zu betreiben, in der tagsüber das Quecksilber aus dem Thermometer hüpft und nachts sich die Wüste mit Frost bedeckt. Doch sie trotzten den Umständen, züchteten Schafe und Karakus, aus deren Fellen Wintermäntel für Deutschland hergestellt wurden. Ich bin auf meinen Reisen um die Welt immer wieder erstaunt, unter welch extremen Bedingungen der Mensch siedeln kann: im ewigen Eis, mitten auf dem Wasser oder an den Hängen von Vulkanen. Aber die Namib, das war dann doch zu viel. Die Schafe fraßen die dürre Vegetation ab, die Sanddünen dehnten sich immer weiter aus. Deshalb verlegten sich die Farmer auf die Jagd. Sie nannten das Biltong-Farming. Biltong ist getrocknetes Wildfleisch, zäh wie Leder. Gegen saftige Gebühren ließen sie Freizeitjäger aus dem fahrenden Auto auf alles ballern, was sich bewegte, und nach ein paar Jahren war der schier unbegrenzte Wildbestand auf null geschrumpft. Auch das wundert mich immer wieder am Menschen: Er ist in der Lage, fast überall zu leben. Aber er ist auch in der Lage, sich selbst auszurotten. Keine Tierart dieser Welt macht das. Am Ende gaben die Farmer auf, und was blieb, war die agrarische Infrastruktur: ein paar tausend Kilometer Zäune, die sich kreuz und quer durch das Land spannten und Jahr für Jahr unzählige Tiere während der Migration darin verenden ließen. Es gab kontaminierte und verölte Böden rund um alte Wasserpumpen, es gab Betonfundamente in die Landschaft gestreut. Und ein paar verbitterte Übriggebliebene, die zusahen, wie sich die Wüste in kurzer Zeit holte, was sie ihr im langen Kampf abgerungen hatten. Es hätte enden können, wie es oft endet, wäre nicht das kleine Wunder passiert. Dahinter steckte ebenfalls ein ausgewanderter Deutscher. 1984 kaufte der Unternehmer Albi Brückner eine der alten Farmen auf. Er hatte sein Geld mit Motoren und Maschinen gemacht, und weshalb er sich dieses Stück vergammelte Einsamkeit ans Bein band, wusste er selbst nicht. Wahrscheinlich war das der Grund, weshalb er seiner Frau lieber nichts davon erzählte, bis diese auf Windhuks Kaiserstraße von einer Nachbarin auf den Erwerb der Farm angesprochen wurde. Sie rückte ihrem Gatten zu Hause auf die Pelle. »Irgendwie«, sagte er ihr, »schwebe ihm so eine Art Wüsten-Naturpark vor.«

Wenn es gelänge, die verbliebenen Farmer zum Mitmachen zu bewegen; wenn es gelänge, dass alle an einem Strang ziehen; wenn es gelänge, sich mit der Natur zu versöhnen;

wenn es gelänge, das zu finanzieren – na, dann wäre einem doch was gelungen. Das war Albis Vision. Und er setzte sie in die Tat um. Heute umfasst der Naturpark Namibrand eine Fläche größer als das Saarland. Nachdem 1400 Kilometer Zäune eingerissen wurden, betreibt man aktiven Tierschutz, pflegt einen ökologischen Tourismus und bietet Aus- und Weiterbildungsprogramme für Einheimische und Touristen an. Mittlerweile tummeln sich Springböcke, Oryxe, Flächenzebras, Kudus, Klipspringer, Luchse, Leoparden und viele andere Wüstentiere im Gebiet; über die Ansiedelung von Geparden und Giraffen wird gerade nachgedacht.

»Wer sich da noch tummelt, sind Zimmerleute auf der Walz«, lachte Andreas, als er mir von all dem erzählte.

Mittlerweile waren wir in Maltahöhe – es gab tatsächlich keine Kneipe – und näherten uns dem südlichen Eingang des Parks. Immer häufiger sahen wir riesige Sanddünen, deren rote Farbe in der Sonne glühte wie Feuer. Dünen sind etwas Faszinierendes: Sie entstehen, wenn Sandkörner auf ein Hindernis treffen und sich im windstillen Bereich dahinter ablagern. Dadurch bilden sie eine Barriere, die größer und größer wird – eine Düne ist geboren. Unweit von Namibrand, in Sossusvlei, gibt es die größten der Welt. Das ist kein Wunder, denn der Wind transportiert unerschöpfliche Mengen Sand. Die Wissenschaft streitet sich darüber, woher er stammt. Im Moment haben die Oberwasser, die diesen Sand für die Reste pulverisierter Gebirge halten, die beim Auseinanderbrechen des Superkontinents Pangäa in die Luft geflogen sind. Wer auch immer recht hat, ich habe mir in weiser Voraussicht ein paar Körnchen in Kleider und Schuhen mit nach Hause genommen. Schließlich hat nicht jeder prähistorischen Feinstaub im Kleiderschrank.

Als wir die Abzweigung zum Wolwedans Dune Camp erreichten, war unser Biervorrat aufgebraucht. Im Camp wurden die Zimmerleute händeringend erwartet, denn von der Eröffnung der Mountain View Suite versprach sich Stephan Brückner, der Sohn von Albi, eine Menge. Als Manager von 150 000 Hektar Land hatte er alle Hände voll zu tun. Trotzdem ließ er es sich nicht nehmen, uns die neue Lodge zu zeigen. Der burische Name Wolwedans bedeutet »Wo die Wölfe tanzen«, was der einzige Etikettenschwindel des Wüstencamps ist. Er entstand, weil die Buren Wölfe mit Hyänen verwechselten. Ansonsten wird man hier das Leben genießen. Wir zumindest taten es. Neben der neuen Mountain View Suite standen ein paar weitere geschmackvolle Holzchalets, die den Gästen als Wohnräume, Küche, Bar und Bibliothek dienten. In alle Richtungen gab es herrliche Ausblicke und kurz nach unserer Ankunft einen Sonnenuntergang, bei dem Rolf die Kamera stecken ließ, weil dessen glutvolle Farben niemals auf Film zu bannen gewesen wären. Dafür wurden Kerzen und Fackeln entzündet und ein Wüsten-Dinner serviert. Über uns funkelten eine Milliarde Sterne, Kometen rauschten übers Firmament, Schnuppen regneten, und irgendwo in der Tiefe des Alls blinkte das Rücklicht vom Raumschiff Enterprise, auf dem Weg zu neuen Galaxien, die nie ein Mensch zuvor betreten hat. Wir dagegen blieben irdisch, waren aber trotzdem in erhabener Stimmung.

»Stell dir vor, du gehst nicht auf die Walz«, sagte Andreas, und ich war mir nicht sicher, ob er mit mir oder sich selbst sprach. »Stell dir vor, du bleibst zu Hause. Stell dir vor, du siehst das alles nicht. Stell dir vor, was du alles verpasst.«

So spricht der wahre Nomade, als der sich Andreas auch entpuppte. Wir haben noch immer Kontakt, auch wenn wir beide ständig unterwegs sind. Immer wieder erhalte ich eine

E-Mail aus einer Favela in Rio de Janeiro, aus einer Bar auf dem Highway 66, aus einem Hafen am Pazifik oder der Stadionkneipe Old Trafford von Manchester United, denn die Liebe zum Fußball pflegt er wie die Liebe fürs Reisen. So zieht er um die Welt, arbeitet hier und da und lernt dabei, dass Menschen überall Menschen sind.

Am nächsten Morgen standen die Zimmerleute schon früh auf der Baustelle. Ich hatte irgendein Häuschen erwartet, und der Prachtbau, den sie in den Sand gestellt hatten, überraschte mich. Wir sahen ihnen bei der Arbeit zu, und ich muss sagen, so geschickte und motivierte Handwerker würde ich mir wünschen, wenn es zu Hause was zu tun gibt.

Wir blieben noch zwei Tage, schauten dem Haus beim Wachsen zu und fuhren durch die Gegend. Vielleicht war das der Stein der Weisen? Die Brückners hatten ein kleines Paradies geschaffen – nun ja, so klein war es nicht – und praktizierten darauf ein System, für das sich Menschen wie der weiße Heiler Eberhardt von Koenen und der schwarze Heiler Matheus Mutindi Kuvare einsetzen: die Versöhnung von Natur, Mensch und Technologie. Wir kennen ja vor allem die »Ja, aber«-Argumentation, die sich am häufigsten im Satz »Ja, aber wer soll das bezahlen?« manifestiert. Da kann ich nur antworten: Geld ist immer da. Diese Erfahrung habe ich auf allen Reisen gemacht. Die Kunst der Investition ist gleichzeitig die Kunst der Verteilung. Geld muss fließen wie der Wind: von Orten, an denen es zu viel davon gibt, an Orte, wo ein Mangel herrscht. Stephan Brückner hatte verstanden, dass er ein verwöhntes, aber zahlungswilliges Publikum braucht, das sich an die Spielregeln des ökologischen Tourismus hält. Im Gegenzug muss er Komfort bieten. Die Alternative wäre ein Mittelklasse-Publikum. Doch dieses, das zeigt die Erfahrung, will Tiere abknallen und lässt seinen Dreck liegen. Noch eine Stufe tiefer kommen die Ballermänner, die Party-Leute. Wer saufen will, interessiert sich nicht für die kleinen gelben Blüten einer *Kalanchoe lanceolata,* die die Wüste zum Leuchten bringen. Stephans wohlhabende Gäste dagegen staunten und sprachen von einem Wunder.

Für den Abend war das Richtfest vorgesehen, und ich merkte, wie die Zimmerleute nervös wurden. Trotz ihrer Wandererfahrung kam das nicht alle Tage vor. Zu Hause wird die Zeremonie vom Meister vollzogen, hier standen sie selbst auf dem Dachstuhl. Den ganzen Tag schmückten sie das Haus und befestigten einen Donnerbesen zur Wetterbannung im Giebel. Dann war es so weit: Wir unten im Sand der Namib, die Zimmerleute oben auf den Balken – gemeinsam lauschten wir Konrads Stimme:

»Mit Gunst und Verlaub ihr lieben Leute hört mich an
so wahr ich hier stehe als Zimmermann
im stetigen Sonnenschein mit unserer Hände Kraft
wir diesen Bau nun zustand gebracht.
So sind verklungen des Beiles Schläge
es ruht die nimmermüde Säge …«

Er machte seine Sache prima, und ich sah dem Bauherrn an, wie zufrieden er war. Stephan Brückner hatte schon zum wiederholten Mal auf Zimmerleute auf der Walz gesetzt, wenn es in seinem Wüstencamp etwas zu richten gab.

»Sie haben stets alle Erwartungen erfüllt«, sagte er, und auch dieses Mal war's nicht anders gewesen.

»Du Glas, zersplittere nun im Grund«, rief Konrad, »geweiht sei dieser Bau zur Stund!«

Wie es sich gehörte, servierte der Bauherr einen Richtschmaus, und weil wir uns auf Wolwedans befanden, fiel dieser etwas feiner aus. Uns war es recht. Wir tafelten in den orangen Dünen der Namib, und die Zimmerleute zeigten, dass sie nicht nur bauen, sondern auch feiern konnten. Nur Rolf stand abseits und schaute versonnen in die Ferne. Wenn mich mein innerer Kompass nicht trog, Richtung Angola. Ich ging zu ihm und streckte ihm ein Bier hin.

»Alles klar?«, fragte ich.

»Fällt dir was auf?«, fragte er zurück.

»Roter Sand. Schicke Hütte. Leckeres Essen. Gutes Bier …«

»Nein, nein, nein!«, unterbrach er mich. »Keine Zäune. Weit und breit keine Zäune! Die haben alle abgebaut.«

Mir dämmerte, was ihm durch den Kopf ging.

»Du meinst …«, fragte ich.

»Ja!«, sagte er. »Ein letztes Mal.«

Wir breiteten die Hülle aus, hielten das Ende auf, warfen den Brenner an, stellten den Propeller in Position und ließen die Flammen ins Innere züngeln. Langsam blähten sich die 110 Kubikmeter Ballonhülle auf – aus nichtbrennbarem Nomex, vorne poly-r-beschichtetem Nylon. Ich hatte etwas gelernt.

»Machst du die Kamera dran?«, fragte ich Rolf.

»Nein«, erwiderte er.

»Wo hast du die Fernbedienung?«

»Brauch ich nicht.«

Der Ballon stieg in den dunklen Wüstenhimmel wie ein knallgelber Vollmond. Die Leute klatschten. Ich hatte es immer noch nicht kapiert.

»Der fliegt Richtung Angola«, sagte ich.

»Er fährt Richtung Angola«, sagte Rolf. »Das soll er auch.«

»Aber …«

»Das Ding ist ein Misserfolg. So ist es mir lieber, als dass ich ihn im Keller rumliegen habe.«

Wir schauten dem Ballon nach, wie er höher und höher stieg und dann, vom Wind erfasst, Richtung Norden abdrehte. Richtung Angola. Wir hoben die Bierflaschen und stießen an.

»Deshalb brauchen wir ja nicht gleich den Sand in den Kopf stecken.« Seit Jahren wartete ich darauf, Lothar Matthäus zitieren zu können. Hier, im größten Sandkasten der Welt, kam endlich die Gelegenheit.

»Genau«, sagte Rolf. »Ich habe neue Pläne. Ein Luftschiff. Steuerbar. Das werde ich bauen, sobald wir zu Hause sind.«

Daran musste ich denken, während der Ballon kleiner und kleiner wurde und irgendwann am Firmament verschwand. An zu Hause. Unsere Reise ging zu Ende. Wir hatten 8000 Kilometer zurückgelegt und eine neue Welt entdeckt. Zu Hause wartete ein Luftschiff auf Rolf, das gebaut werden wollte. Und auf mich ein Flugticket nach Tibet, denn dahin wollte ich als Nächstes reisen.

11

Von Südafrika nach Uganda

In diesem Kapitel bleiben die Menschen zu Hause, dafür geht eine Pflanze auf Wanderschaft und vollbringt dabei ein paar Wunder. Damit diese auch der Schulmedizin – und damit uns allen – schmackhaft gemacht werden, gibt es das Institut für Naturheilverfahren an der Universitätsklinik Freiburg.

Ich hatte noch nicht meine Sachen ausgepackt, die Kakerlaken in der Schmutzwäsche gezählt und den prähistorischen Sand der Namib im Kleiderschrank verteilt, als Beate sagte: »Klingt ja wirklich interessant.«

Seit ich angekommen war, brütete sie über Artikeln, wissenschaftlichen Daten, Zeitungsausschnitten in allen Sprachen dieser Erde oder sprach mit verschwörerischer Miene ins Telefon. Zu mir sagte sie »Hallo!«, als ich zur Tür hereinkam, und das war es schon. Seither glaubte ich immer wieder das Wort »Sutherlandia« zu verstehen, aber ich konnte mich auch irren. Tat ich aber nicht. Plötzlich stand sie vor mir, strahlend wie ein Honigkuchenpferd.

»Ich hab's«, sagte sie.

»Schön«, entgegenete ich. »Und was?«

»Ich weiß, wie den Kindern in Uganda geholfen werden kann.«

Eigentlich ist es mit Visionen immer dasselbe: Man hat sie, man durchdenkt sie, man lässt sie von anderen zerreden, man verwirft sie. Schade, denn Visionen sind das, was unsere Welt immer wieder zum Quantensprung abheben lässt. Albi Brückner ist da ein schönes Beispiel. Und auch Beates Vision: Wenn Sutherlandia aidskranken Patienten hilft – und in Uganda gibt es eine Menge von ihnen, vor allem Kinder –, dann muss die Pflanze zum Patienten kommen. Gesagt, getan: Beate finanzierte das Projekt, brachte Sutherlandia nach Uganda, sorgte dafür, dass den HIV-Kranken von Salem Mbale langfristig geholfen werden kann.

Und ich? Ich sitze am Schreibtisch, habe einen Haufen Briefe dieser Patienten um mich, die schreiben, wie sehr es ihnen besser geht. Deshalb schenke ich mir gerade einen Rusty Nail ein. Vielleicht nicht so stilecht wie der Barmann der Oysterbar an der Victoria and Alfred Waterfront in Kapstadt – aber was soll's: Ohne ein, zwei Rostige Nägel zu viel hätte ich damals nicht zum Telefon gegriffen. Und dann wäre vieles nicht passiert.

Auch nach meiner Rückkehr aus Tibet ließ mich die Frage nicht los, wie wir im Westen unser Vertrauen in die Pflanzenmedizin zurückgewinnen können. Um eine Antwort zu bekommen, besuchte ich die Universitätsklinik Freiburg, wo sich das Institut für Umweltmedizin befindet. Hier werden uralte Naturheilverfahren wissenschaftlich unter die Lupe genommen. Der Leiter des Instituts, Professor Dr. Franz Daschner, zeigte mir eine Vielzahl von Versuchsanordnungen, Auswertungen, Tabellen und Statistiken. Als er meinen ratlosen Gesichtsausdruck bemerkte, hatte er ein Einsehen.

»Die können Sie zu Hause studieren«, sagte er. »Schauen wir uns die praktische Seite an.«

Für eine Universitätsklinik ist es alles andere als eine Selbstverständlichkeit, ein Institut für Naturheilverfahren einzurichten, und so war ich gespannt.

»In den Augen mancher Kollegen betreiben wir Hokuspokus: Akupunktur, Schröpfen, Heilpflanzentherapie, Homöopathie, traditionelle chinesische Medizin. Außerdem probieren wir Sachen aus, die unsere Vorfahren noch kannten. Das Entscheidende ist: Wir begleiten alles durch wissenschaftliche Studien.«

Im heiligen Schoß der Alma Mater beschäftigten sich Ärzte und Wissenschaftler mit dem, was die Schulmedizin einst verdammt hat. So seltsam es klingt: Es scheint die einzige Möglichkeit zu sein, um in westlichen Ländern das Vertrauen in Naturheilverfahren zurückzugewinnen. Daschner bat mich auf eine Liege, und ein Assistenzarzt schritt zur Schröpfung des Autors. Er hielt eine brennende Lunte in ein Schröpfglas, so dass ein Vakuum entstand. Er setzte das Glas auf meinen Rücken, und die Haut wurde ins Innere gesaugt.

»Nehmen wir an, Sie haben eine lokale Verletzung. Dann hilft Schröpfen dem Heilungsprozess«, erklärte Daschner. »Natürlich können wir auch Cortisonsalbe verwenden. Aber darum geht es ja: Weniger Chemie, mehr Natur – das ist unsere Devise.«

Wer das sagte, war selbst einmal ein großer Verfechter von Antibiotika gewesen. Jeder, der einen weißen Arztkittel in Deutschland trägt, hat sein Lehrbuch in der Tasche. Ohne den so genannten *Taschen-Daschner* geht ein gestandener Doktor nicht ans Werk. Doch aus den Erfahrungen langjähriger Praxis nachdenklich geworden, schwor Daschner dem ungehemmten Einsatz von Antibiotika ab und widmete sich der Erforschung von Heilpflanzen.

»Wir geben den Patienten die Möglichkeit«, fuhr er fort, während mir der Assistenzarzt die Schröpfgläser mit lautem Plopp vom Rücken pflückte, »sich für Schulmedizin, Naturheilkunde oder beides im Sinne einer Komplementärmedizin zu entscheiden.«

Mir fielen die Worte von Eberhard von Koenen ein: »Unser Ziel ist die enge Zusammenarbeit zwischen Naturheilkunde und Schulmedizin. Damit wir das Bestmögliche für die Gesundung und Heilung des kranken und leidenden Menschen erreichen.«

Es berührte mich auf eigentümliche Art, den Wunsch des alten Naturheilers aus Namibia in der technologischen Welt des Universitätsklinikums umgesetzt zu sehen. Aber mir blieb nicht lange Zeit zur Reflexion. Professor Daschner plante den nächsten Anschlag auf meinen geschundenen Körper.

»Kommen wir zur Akupunktur«, sagte er. »Sind Sie Raucher?«

War ich nicht, würde ich nie sein, und deshalb hatte ich nicht vor, mich von den erschreckend langen Nadeln in ein Sieb verwandeln zu lassen. Aber Daschner vertrat die Ansicht, wer seine Versuchsanordnungen, Auswertungen, Tabellen und Statistiken nicht kapiere, solle die Bedeutung von Ursache und Wirkung zu spüren kriegen.

»Fast schade«, sagte er, während sein Assistent aus mir einen menschlichen Igel machte, »denn wir setzen Akupunktur erfolgreich zur Raucherentwöhnung ein. Außerdem zur Schmerztherapie, zur Behandlung von Heuschnupfen und zur Tumortherapie. Neue Studien zeigen, dass sie im Rahmen der assistierten Reproduktionstherapie bei Kinderwunsch positiv anschlägt.«

Das mit der Schmerztherapie nahm ich wörtlich, denn es tat weh. Unter einer assistierten Reproduktionstherapie stellte ich mir Beischlaf in Anwesenheit des Assistenzarztes vor – zu Risiken und Nebenwirkungen fragen Sie Ihren Arzt oder Apotheker –, wobei ich sicher bin, dass meine Performance mit zwei Dutzend Nadeln im Körper zu wünschen übrig lässt.

Als wir eine Stunde später in Daschners Büro saßen, fühlte ich mich wie durch die Mangel gedreht. Naturheilkunde ist nicht immer sanfte Medizin, so viel war klar. War das der Grund, weshalb sie in Kliniken so wenig angewendet wurde?

»Die Leute haben Angst vor Nadeln, die ihnen durch den Körper gebohrt werden«, sagte ich.

Daschner lachte, wurde aber schnell wieder ernst. »Der wahre Grund ist«, sagte er, »dass die Schulmediziner nichts von Naturheilkunde verstehen. Und Patienten sollen nicht zum Quacksalber gehen, sondern von Schulmedizinern behandelt werden, die eine naturheilkundliche Zusatzausbildung besitzen und beide Methoden beherrschen. Nehmen Sie Schröpfen: ein uraltes Naturheilverfahren, hervorragend geeignet gegen Schmerzen, Allergien, Harnwegsinfekte und – wie wir in der Zwischenzeit herausfanden – sehr hilfreich bei Suchtkrankheiten. Trotz dieser Erfolge steckt die naturheilkundliche Anwendung in Deutschland in den Kinderschuhen. Im Vergleich zu Amerika, England, der Schweiz und Frankreich hinken wir hinterher. Einige Forschungsprojekte, die Universitäten bei staatlichen Stellen beantragt haben, wurden aufgegeben. Deutschland investiert fast nichts in naturheilkundliche Forschung, während in Amerika der Staat 150 Millionen Dollar pro Jahr ausgibt.«

Ich fuhr in nachdenklicher Stimmung nach Hause. Mein Weg führte mich durch das Kinzigtal nach Haslach, die Geburtsstadt von Heinrich Hansjakob. Die Worte des Pfarrers mit dem Revoluzzerherz gingen mir durch den Kopf: »Wenn man mit Lächeln, Kopfschütteln und Unglauben die Dinge, welche man nicht begreift, aus der Welt schaffen könnte, gäbe es schon längst keinen Gott und kein Geheimnis mehr.«

Trotz aller Wissenschaftsgläubigkeit: Es gibt sie noch, die uralten Geheimnisse. Heilwissen, das nicht verloren gehen darf, gehört dazu.

Nachwort

Salem Mbale, Uganda

In Salem Mbale/Uganda werden vom Verein »Tukolere Wamu e.V.« von Aids betroffene Familien betreut. Sie erhalten Sutherlandia von der Parceval-Farm in Südafrika. Bei vielen Patienten kann eine Verbesserung des Gesundheitszustands festgestellt werden. Wenn Sie mehr darüber wissen wollen: Der Verein »Tukolere Wamu e.V.« bietet Reisen nach Salem Mbale an. Auf diese Weise können Sie sich vor Ort von der Arbeit überzeugen – und ein faszinierendes und wunderschönes Land mit freundlichen Menschen kennenlernen.

Informationen im Internet finden Sie unter:
www.tukolere-wamu.de und www.beaterygiert.de

Wenn Sie helfen wollen, danken die Kranken von Salem Mbale für Ihre Spende:

Spendenkonto: »Tukolere Wamu e.V.«
Volksbank Herrenberg-Rottenburg
Konto 445 357 010
BLZ 603 913 10
Stichwort: Sutherlandia